Bereit für meine Operation

Vorbereitung von Kindern für die Anästhesie

Dieses Buch gehört:

Geschrieben von Dr. Fei Zheng-Ward   Illustiert von Moch. Fajar Shobaru

Urheberrecht 2024 Fei Zheng-Ward

Alle Rechte vorbehalten. Publiziert von Fei Zheng-Ward, einem Imprint von FZWbooks.

Kein Teil dieses Buches darf ohne vorherige schriftliche Genehmigung des Inhabers des Urheberrechtes kopiert, reproduziert, aufgenommen, übertragen oder in irgendeiner elektronischen oder physischen Form gespeichert werden.

ISBN 979-8-89318-043-5 (eBook)
ISBN 979-8-89318-042-8 (Taschenbuch)

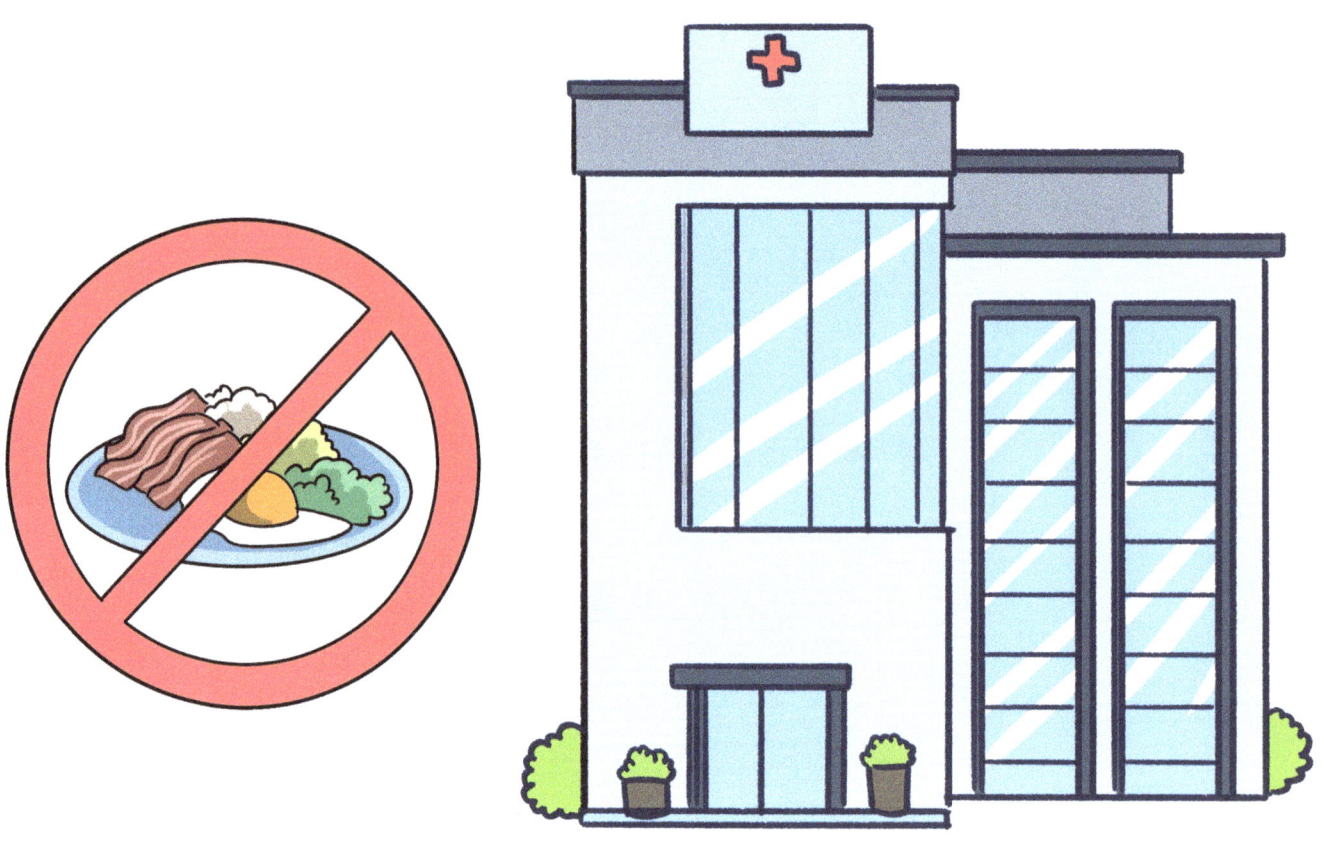

Am Tag deiner Operation lässt du das Frühstück aus und kommst zum Krankenhaus.

Du kannst dein Lieblingsspielzeug oder auch deine Kuscheldecke mitnehmen.

Es ist vollkommen in Ordnung, wenn du dich ein wenig ängstlich fühlst.

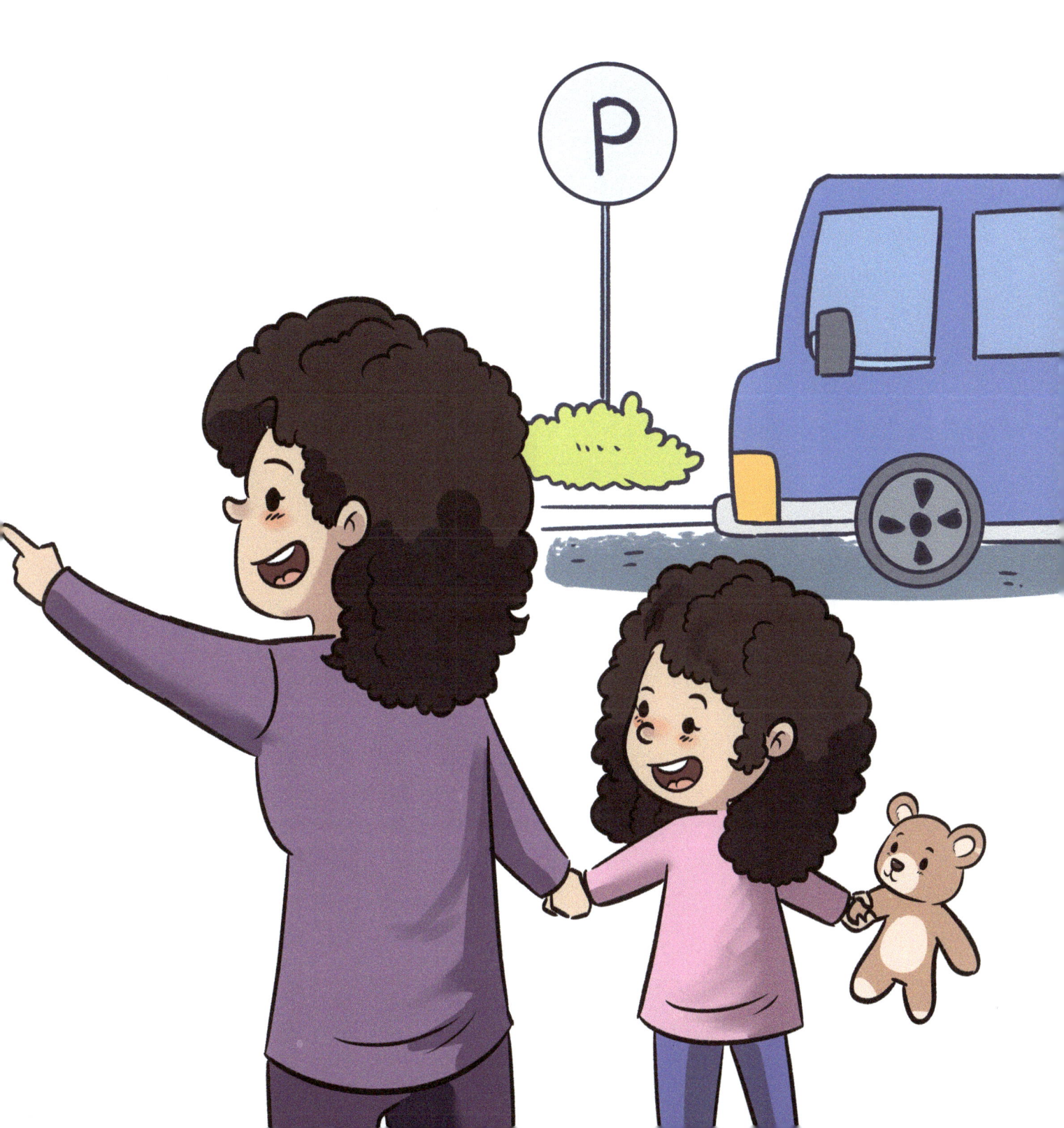

Du wirst dich im Krankenhaus anmelden, dafür musst du den Menschen dort deinen Namen und Geburtstag verraten.

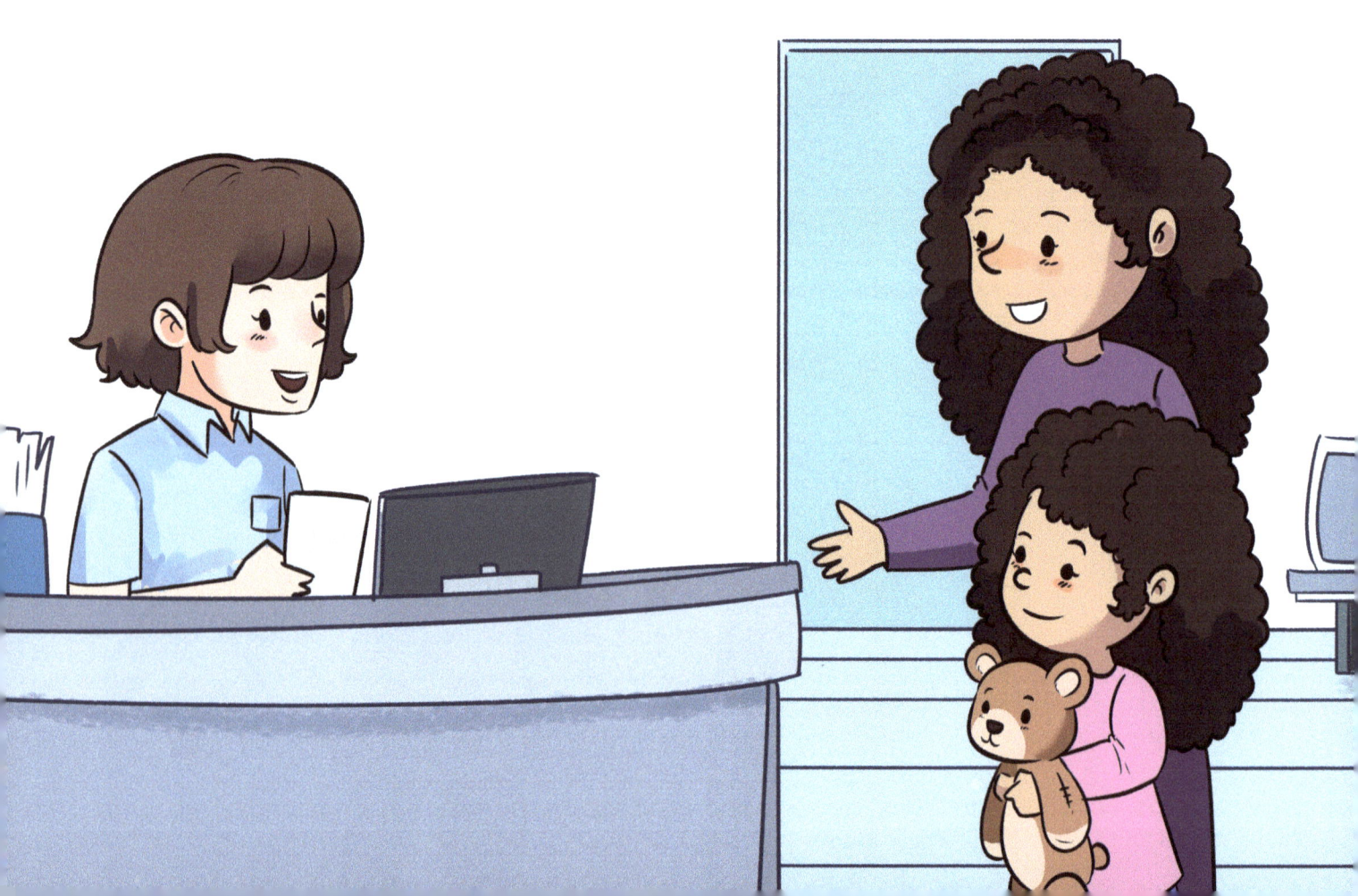

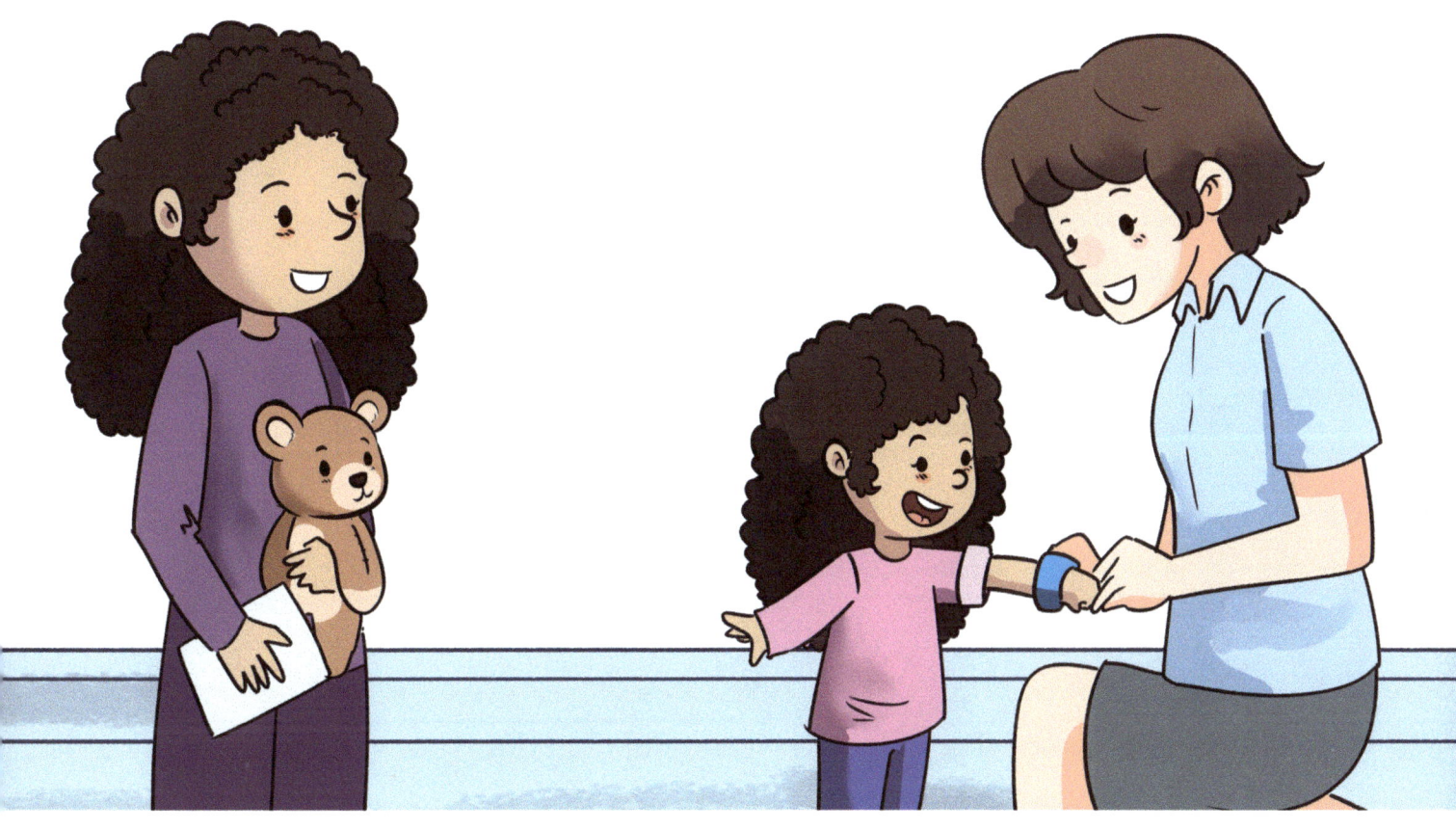

Als Belohnung bekommst du ein spezielles Armband - damit weiß jeder, wie du heißt.

Welche Farbe soll dein Armband haben?
Kreise unten die Farbe deines Armbandes ein.

Rot   Grün   Gelb   Blau   Pink   Orange   Lila

Schwarz   Weiß   Andere: _____

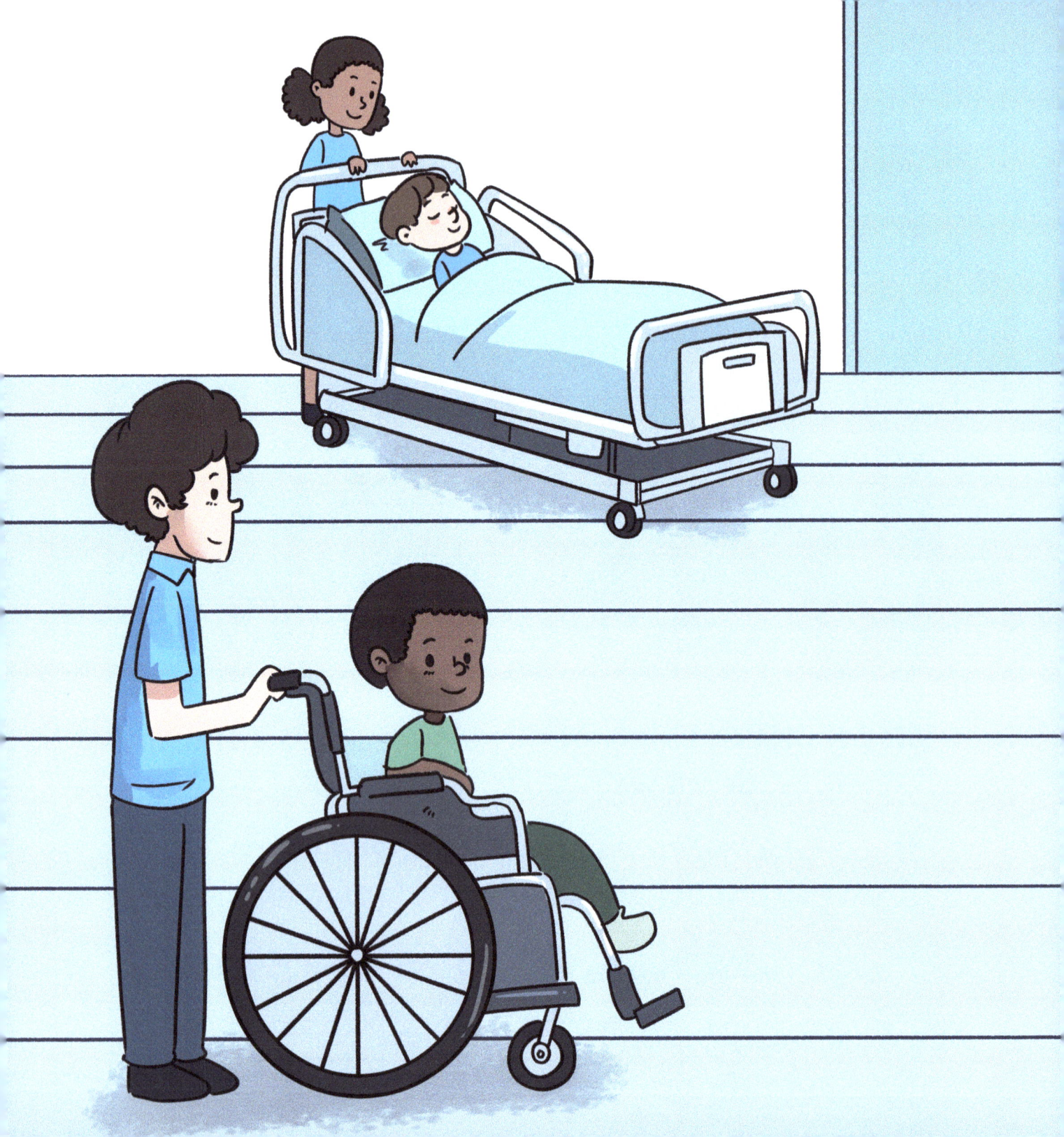

Vielleicht kannst du folgende Sachen sehen, während ihr wartet?

1. Weißer Kittel
2. Stethoskop (Metallröhre mit der man dein Herz, deine Atmung und deinen Bauch abhört)
3. Handschuhe
4. Ein Bett auf Rädern
5. Rollstuhl

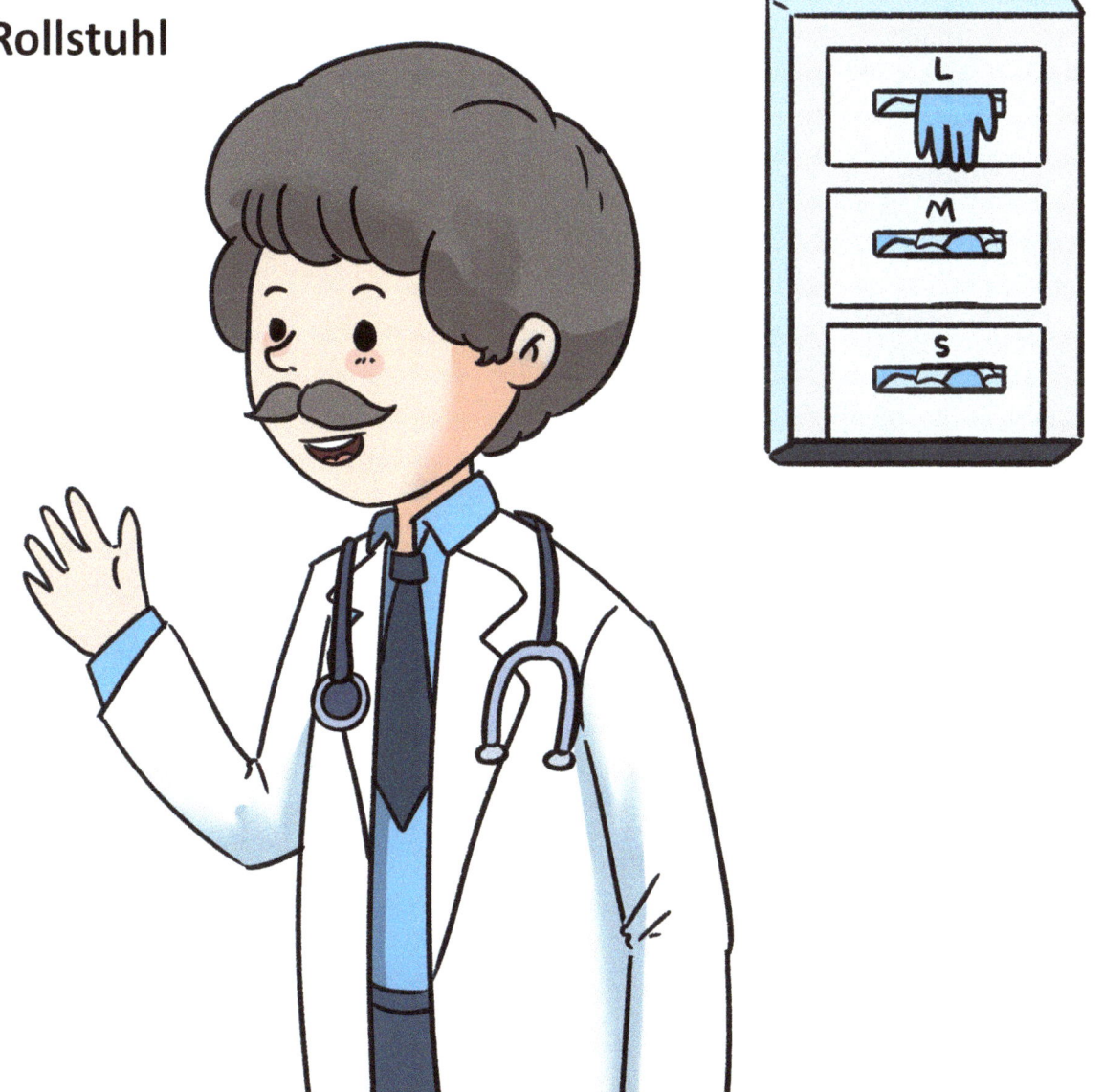

Weißt du auch, wie viel du wiegst?

Mein Gewicht ist:

_____

Meine Größe ist:

_____

Du wirst nach deinem Gewicht und deiner Größe gefragt werden.

Weißt du schon, wie groß du bist?

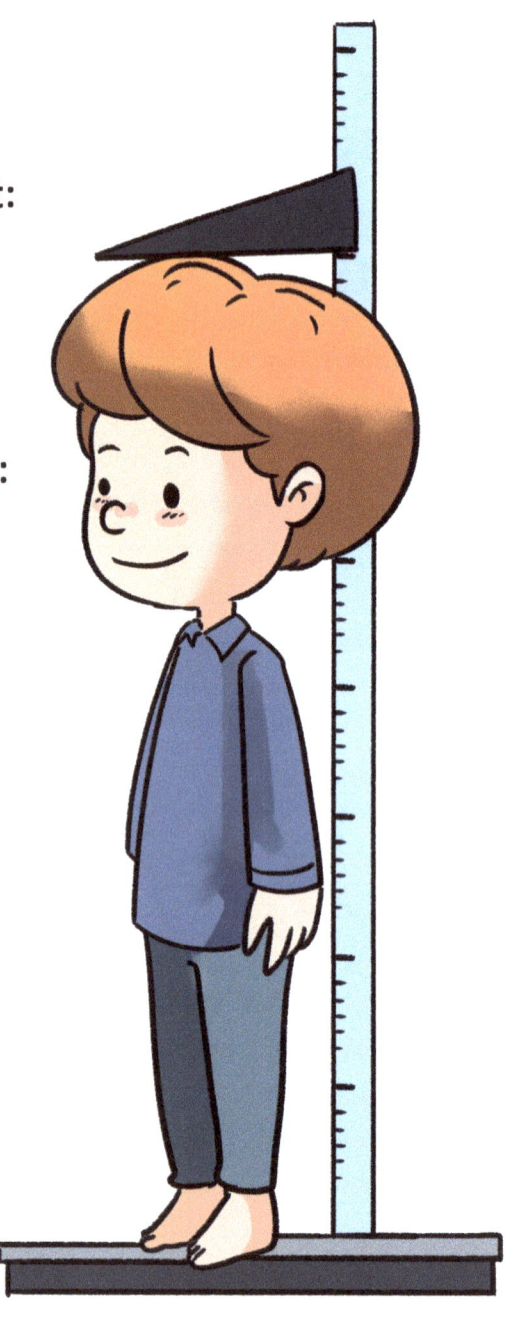

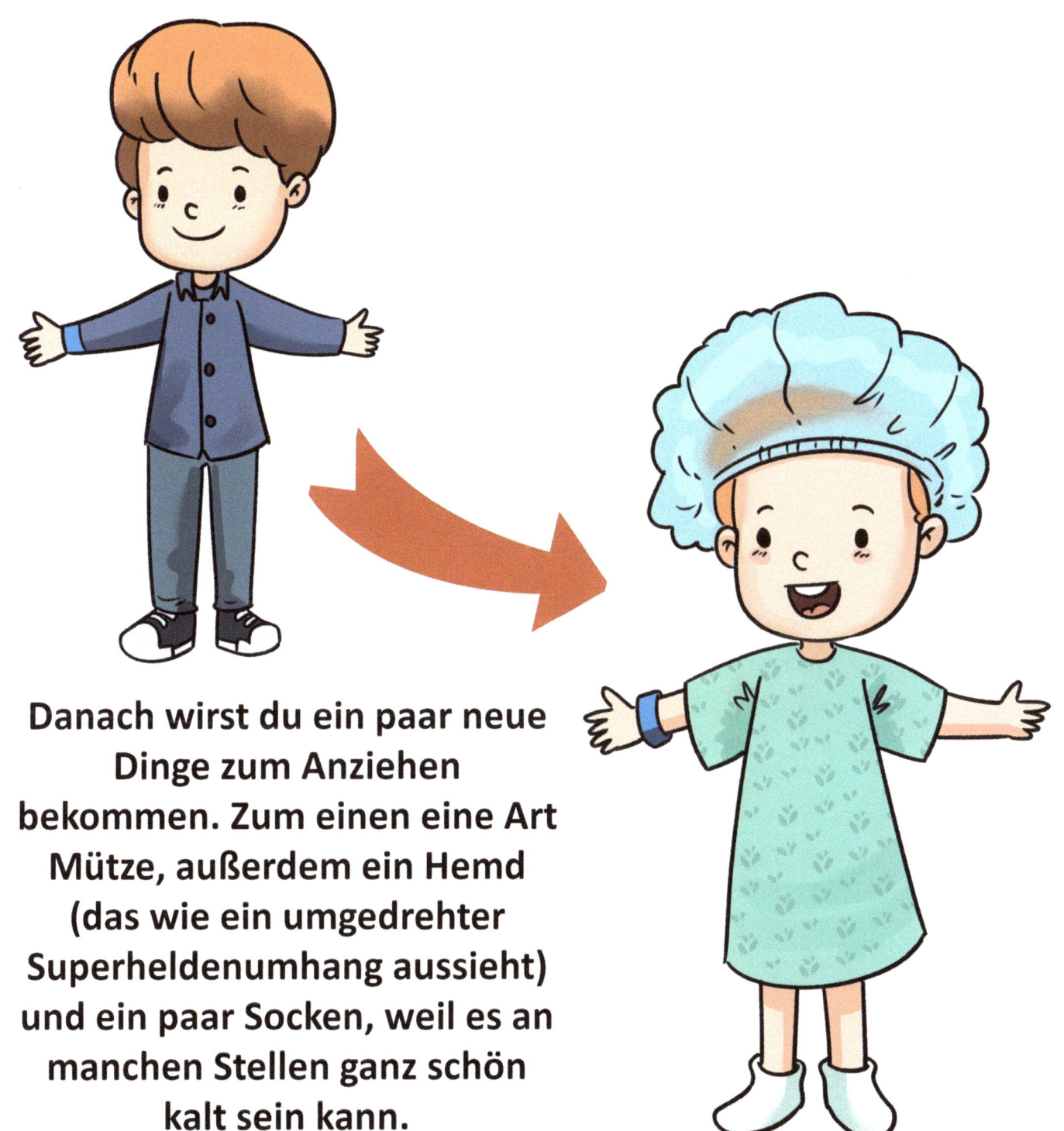

Danach wirst du ein paar neue Dinge zum Anziehen bekommen. Zum einen eine Art Mütze, außerdem ein Hemd (das wie ein umgedrehter Superheldenumhang aussieht) und ein paar Socken, weil es an manchen Stellen ganz schön kalt sein kann.

Die Krankenschwester wird eine Manschette zum Messen deines Blutdrucks um deinen Arm oder dein Bein festmachen. Danach wird diese sich *STARK* aufpusten und langsam wieder lockern.

Vergiss nicht, möglichst still zu bleiben.

Bist du bereit?

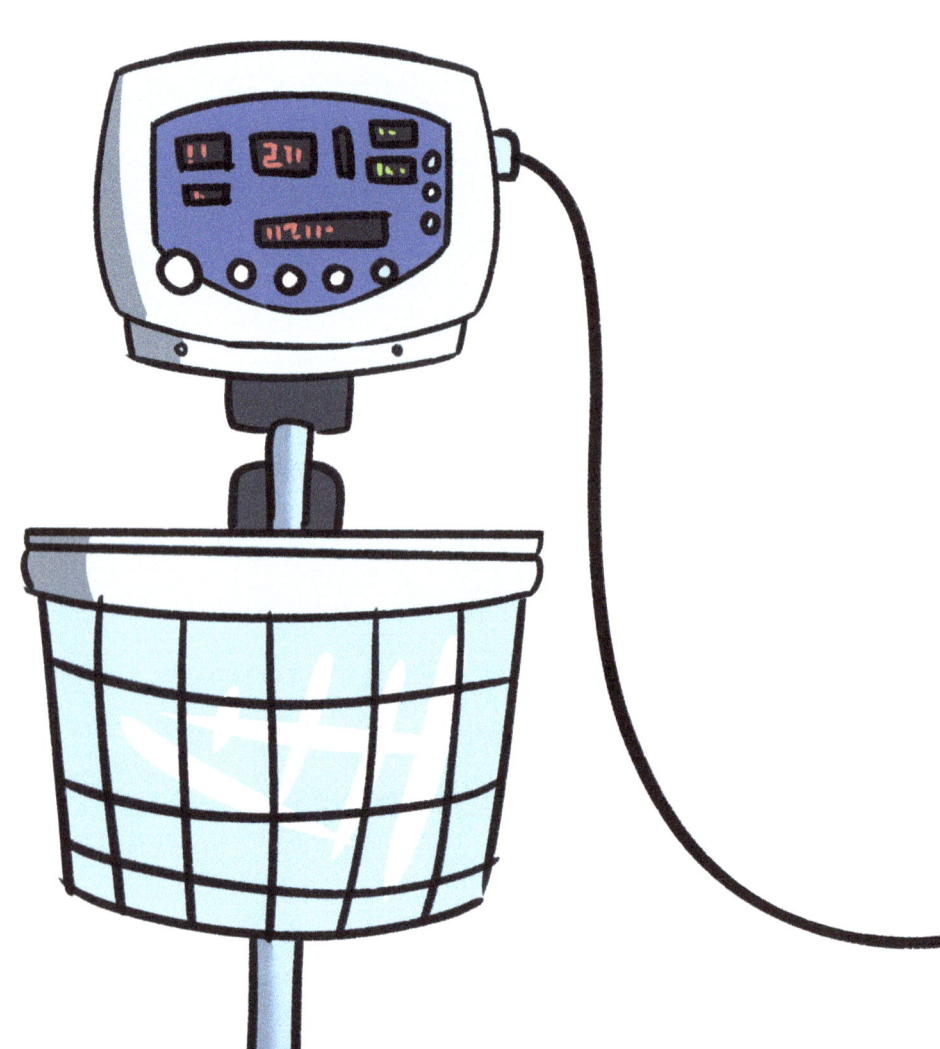

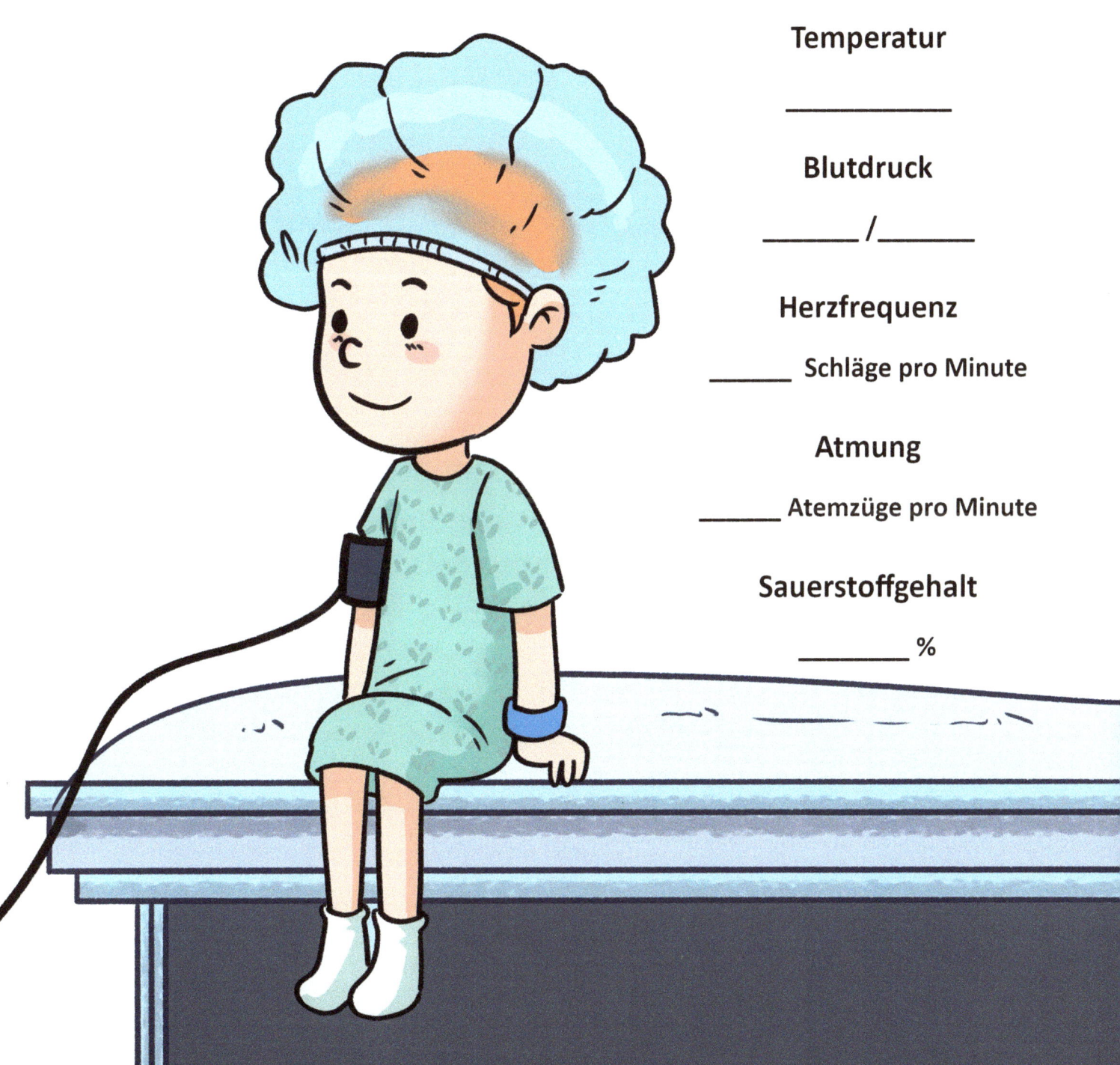

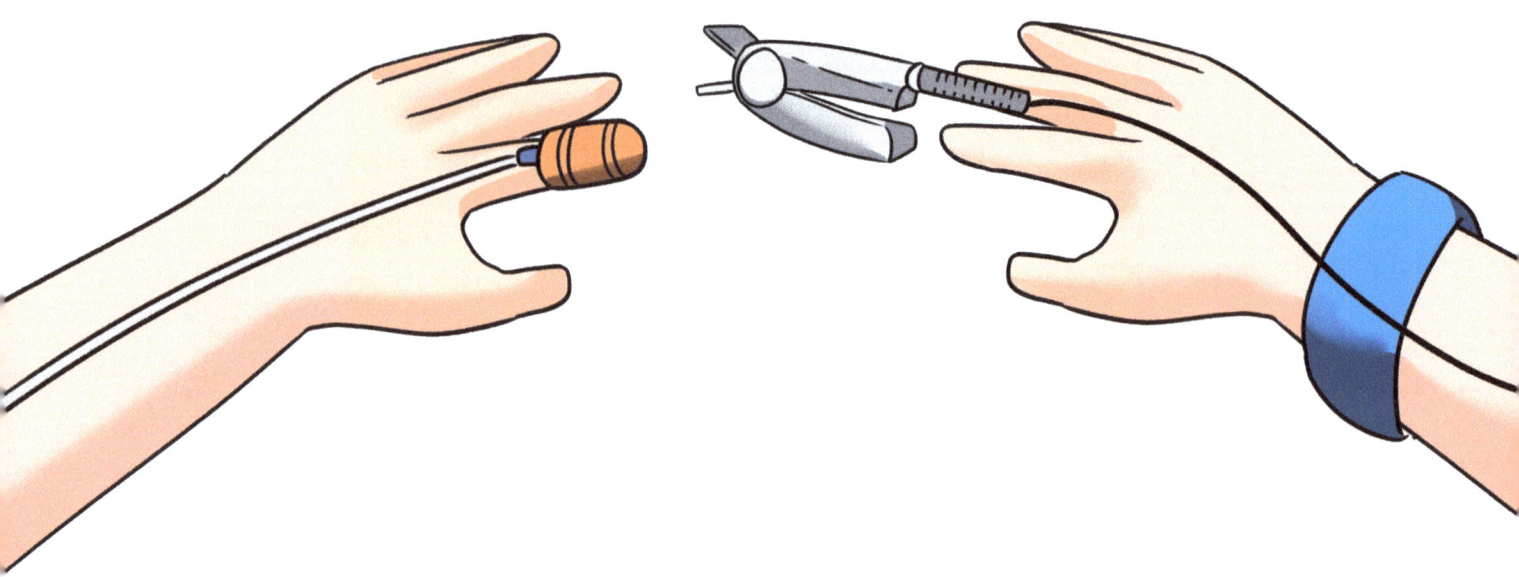

Danach wird ein kleiner leuchtender Verband oder Clip an deinem Finger oder Zeh festgemacht, mit dem man sehen kann, wie viel Sauerstoff in deinem Körper ist.

Sauerstoff ist wichtig für deinen Körper, damit du all die Dinge machen kannst, die du so liebst.

An welchem Finger oder Zeh soll gemessen werden?

Jetzt kommen der Anästhesist, der sich um deinen Schlaf kümmert, und der Chirurg, der dich operieren wird, zu dir.

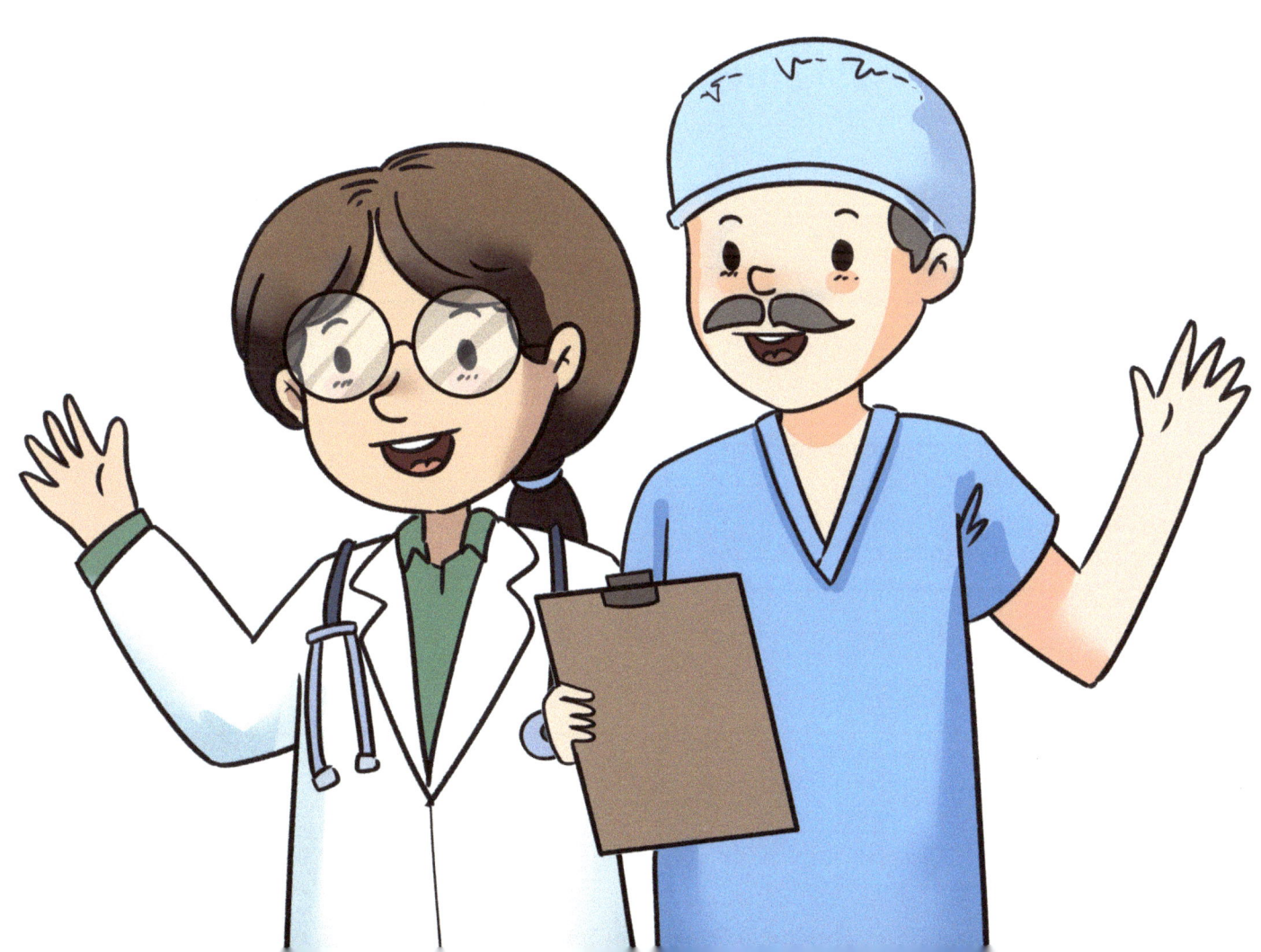

Es kann sein, dass Sie das Stethoskop benutzen, um dein Herz, deine Atmung und deinen Bauch abzuhören. Das kann manchmal kalt sein oder sogar kitzeln.

Wenn du irgendwelche Fragen für die Ärzte und Krankenschwestern hast, kannst du oder deine Eltern sie hier aufschreiben.

_____

_____

_____

_____

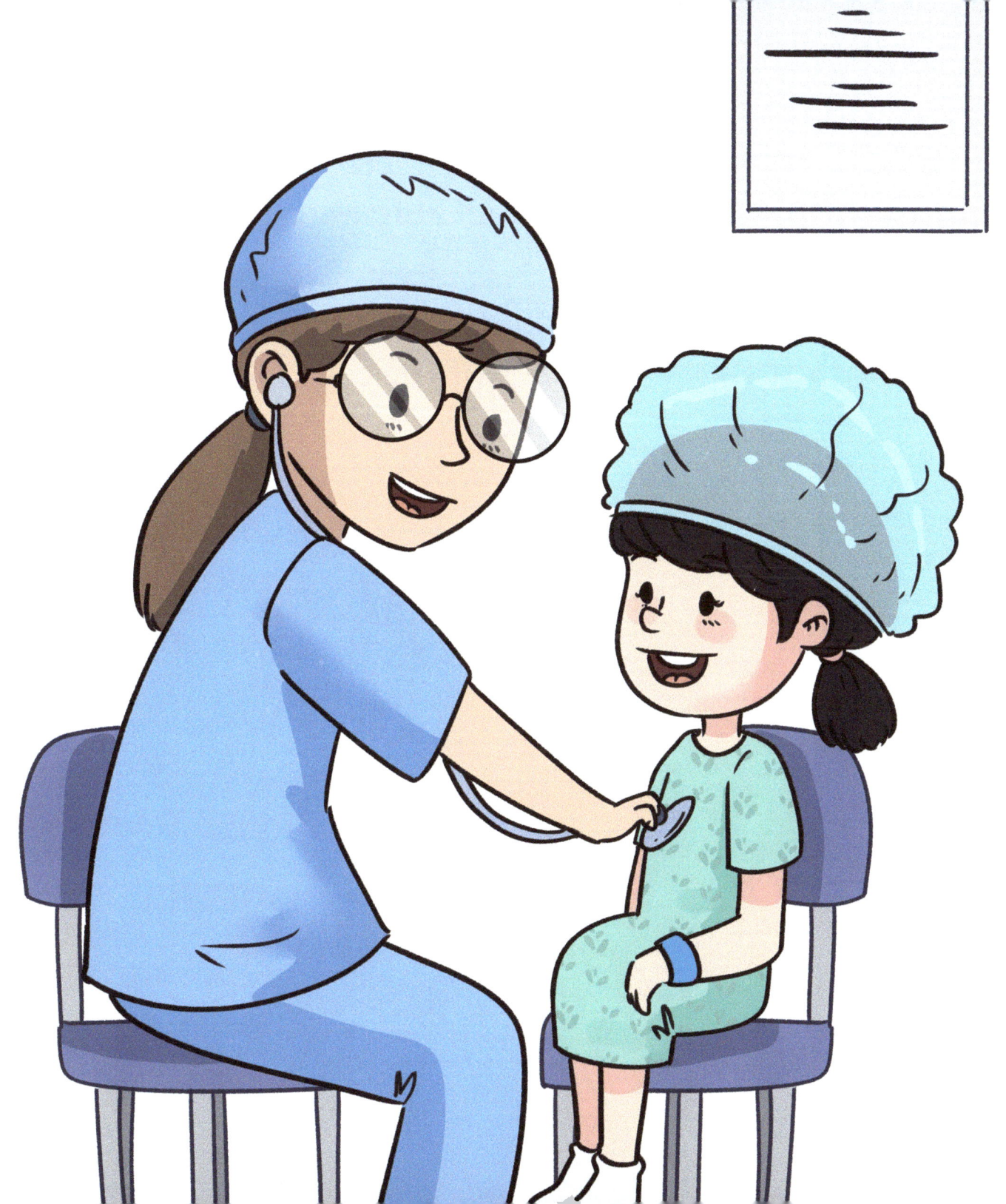

Danach werden Sie deine Zähne angucken und dich „Aaah" sagen lassen. Wenn du weißt, dass einer deiner Zähne locker ist, solltest du das deinen Ärzten jetzt sagen, damit sie besonders darauf aufpassen.

Solltest du nervös sein oder Angst haben, ist das in Ordnung! Erinner dich daran: Du bist der Star dieser Show und jeder möchte, dass du dich wohl und sicher fühlst.

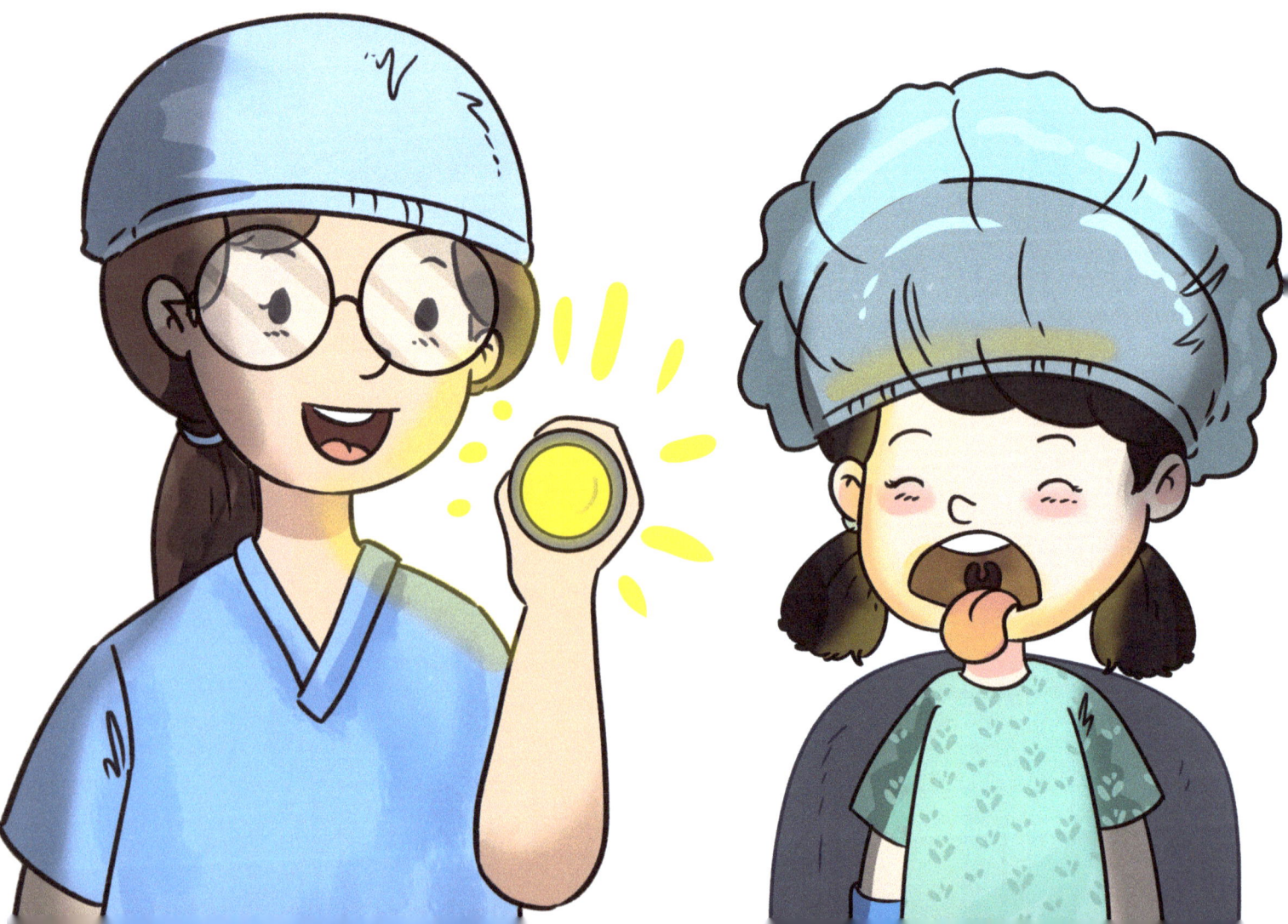

Jetzt kann es sein, dass du etwas süßes zu trinken bekommst, mit dem du bereits etwas ruhiger wirst.

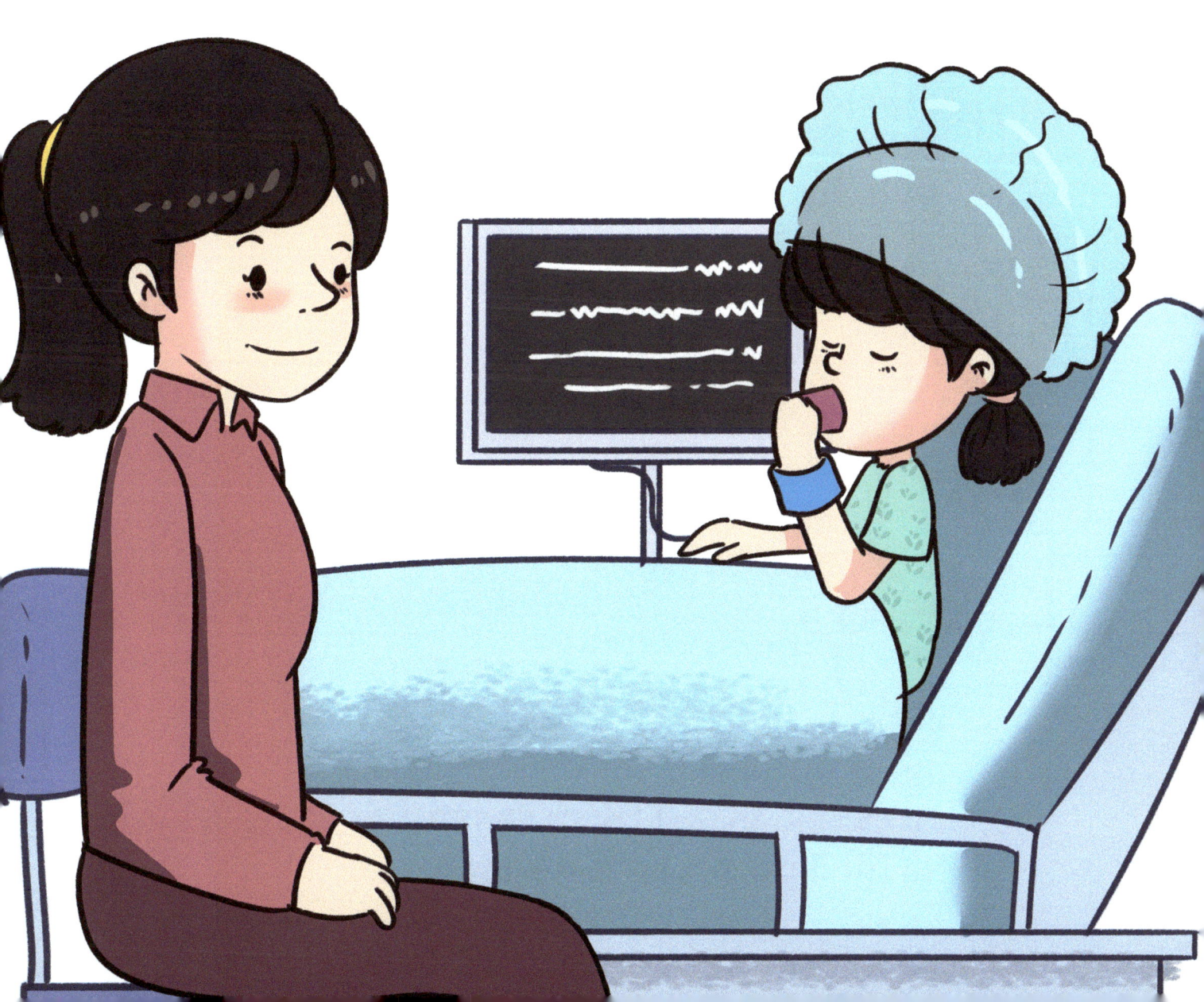

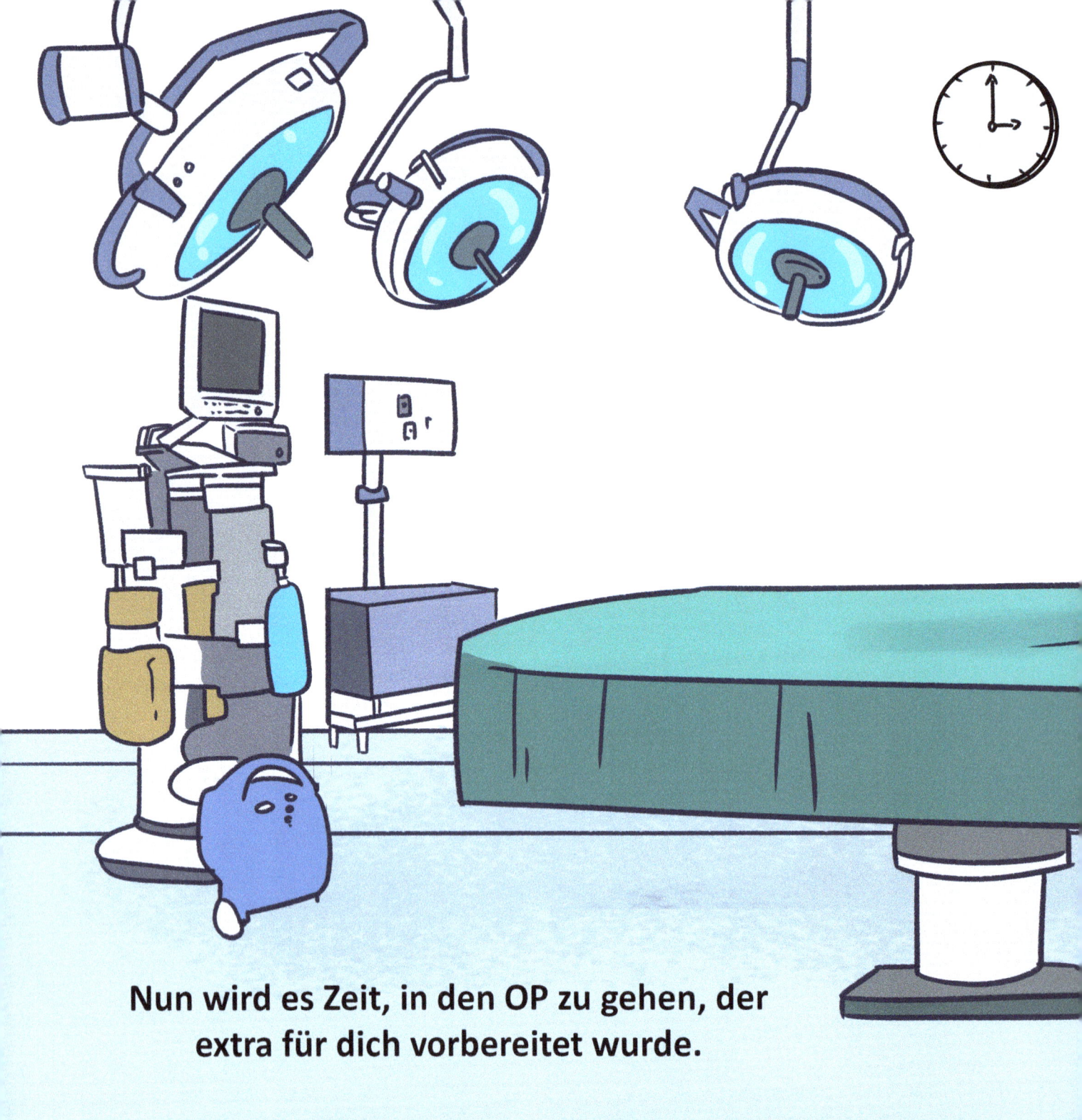

Kannst du die folgenden Dinge im OP-Saal sehen?

1. Helle Lichter, die von der Mitte des Raums hängen
2. Menschen, die Masken tragen
3. Ein Bett, das nur auf dich wartet
4. Einen Computer
5. Eine Uhr

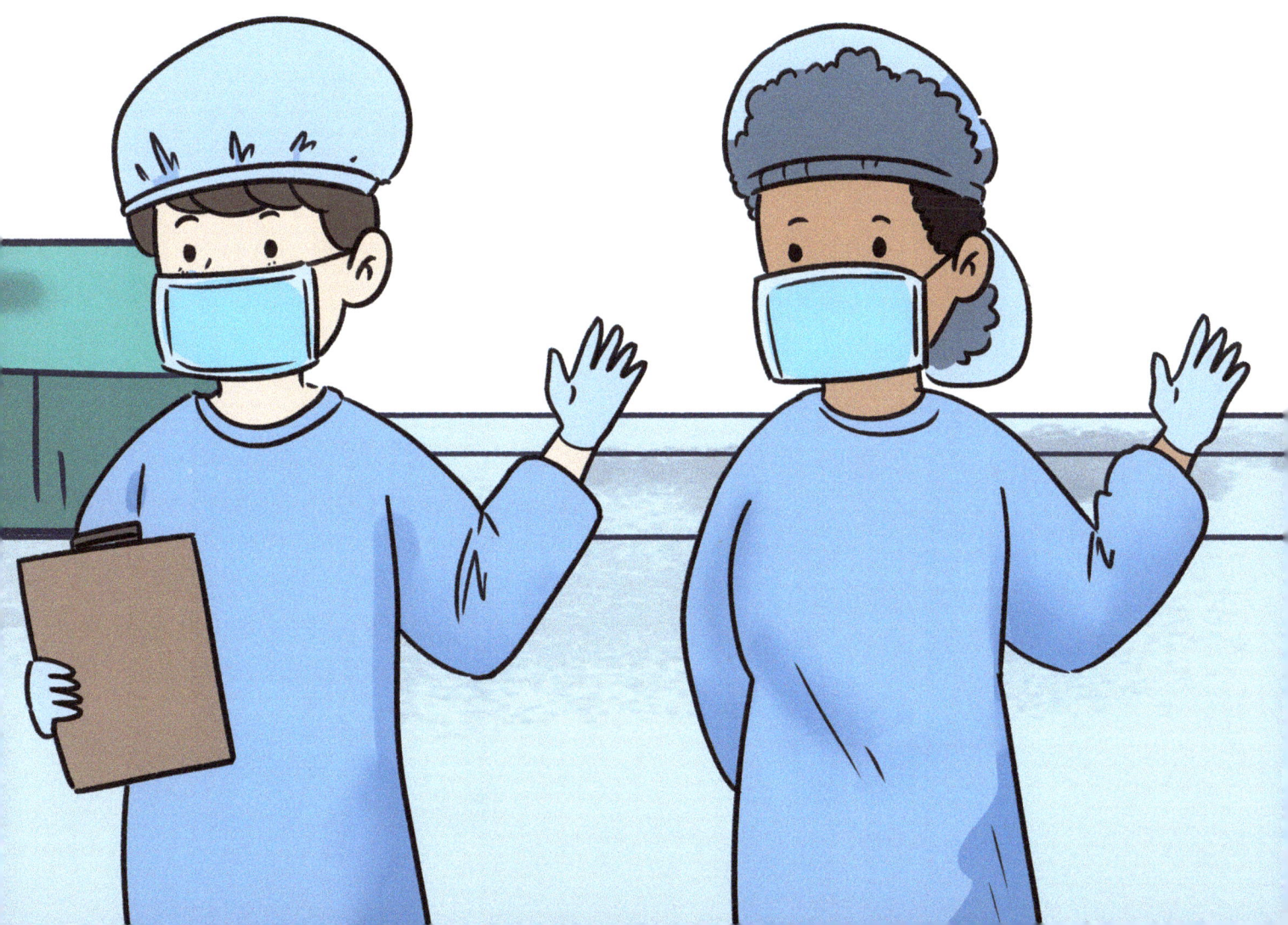

Nachdem du im Bett in der Mitte des Raums liegst, wird wieder dein Herz, deine Lunge und deine Atmung und dein Blutdruck überprüft.

Du bist so tapfer!

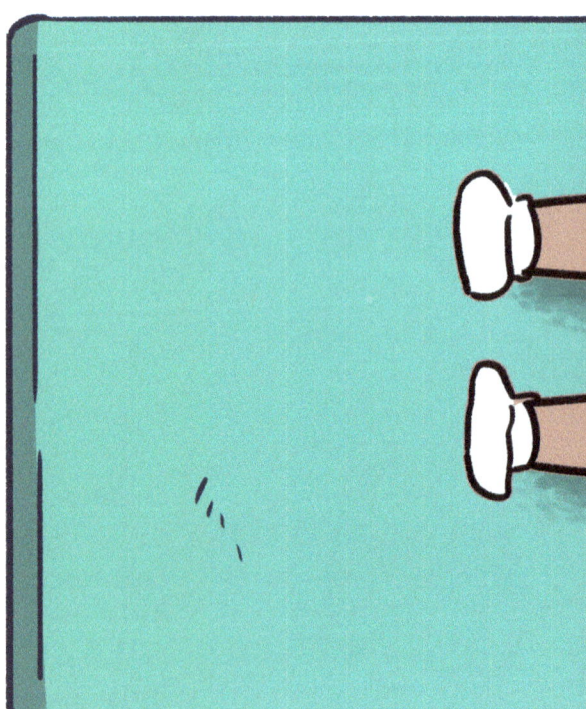

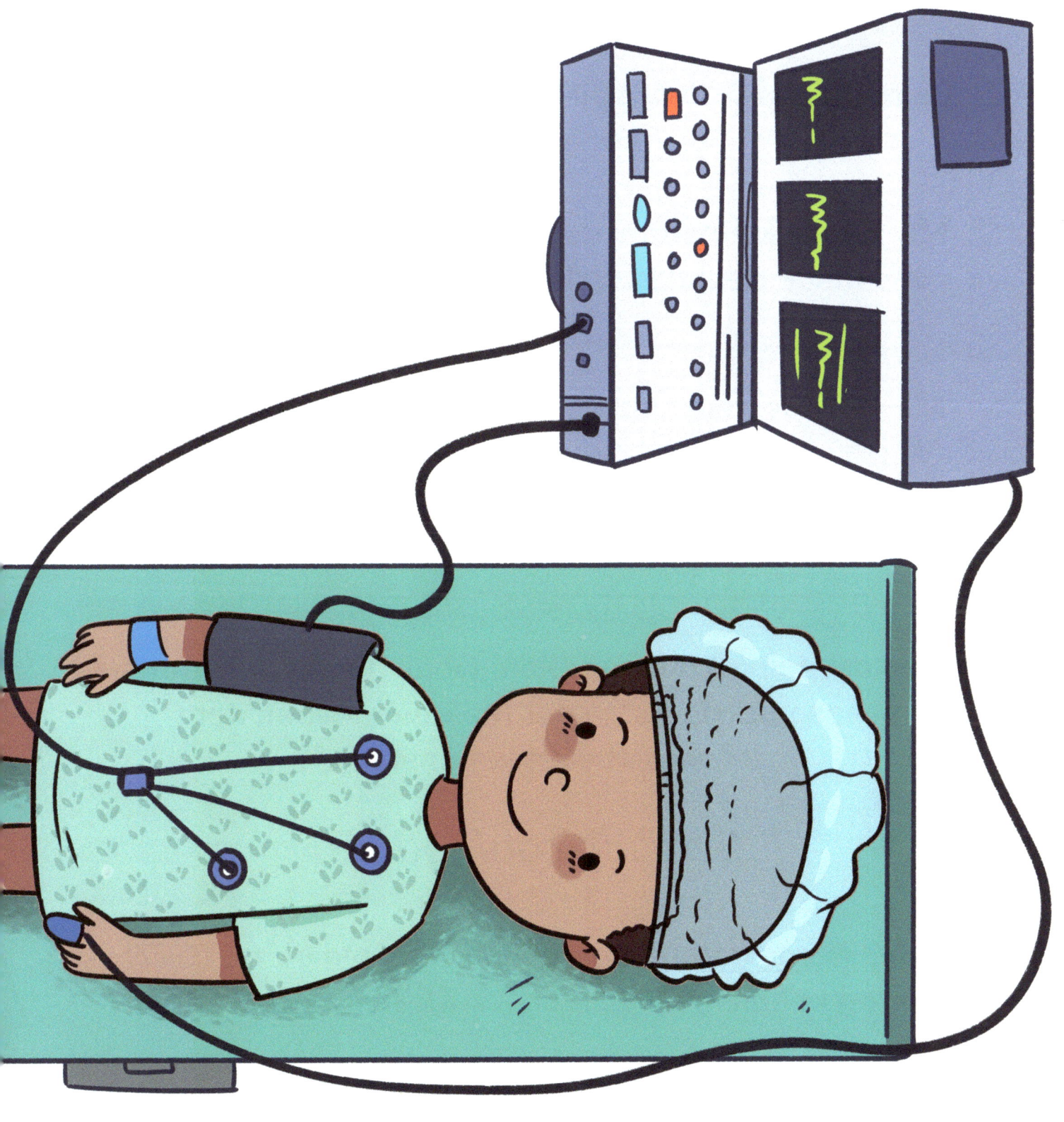

Dein Anästhesist wird dir eine Maske geben, in die du atmen sollst.

Manchmal können sie deine Maske süß und fruchtig, wie deine Lieblingsfrucht oder Kaugummi, riechen lassen.

Mal oder schreib auf, welchen Duft du gerne riechen würdest:

_____

Du kannst deine Atmung sehen, wenn du auf den großen Ballon guckst, der an der Maschine neben dem Anästhesisten hängt.

Ziemlich cool, oder?

<u>Kleine Herausforderung</u>: Kannst du einen ganz TIEFEN Atemzug nehmen, um den Ballon kleiner zu bekommen?

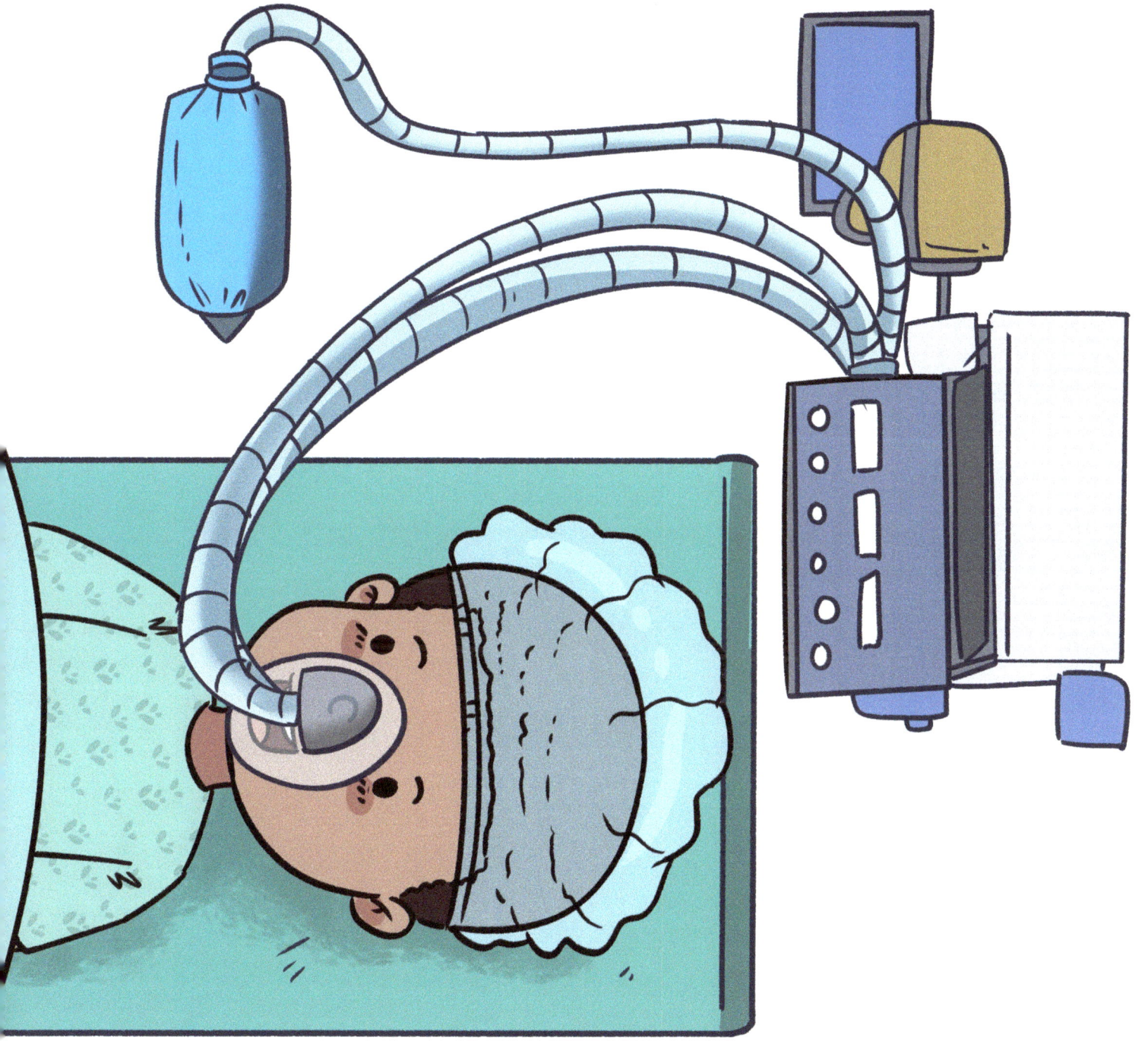

Deine Ärzte werden dir manchmal Lachgas zum Einatmen geben.

Weißt du schon, warum es Lachgas heißt?

Weil es dich zum Lachen bringen wird und dich dadurch albern und entspannt fühlst und kichern musst!

Also, lache los und halt dich nicht zurück dabei.

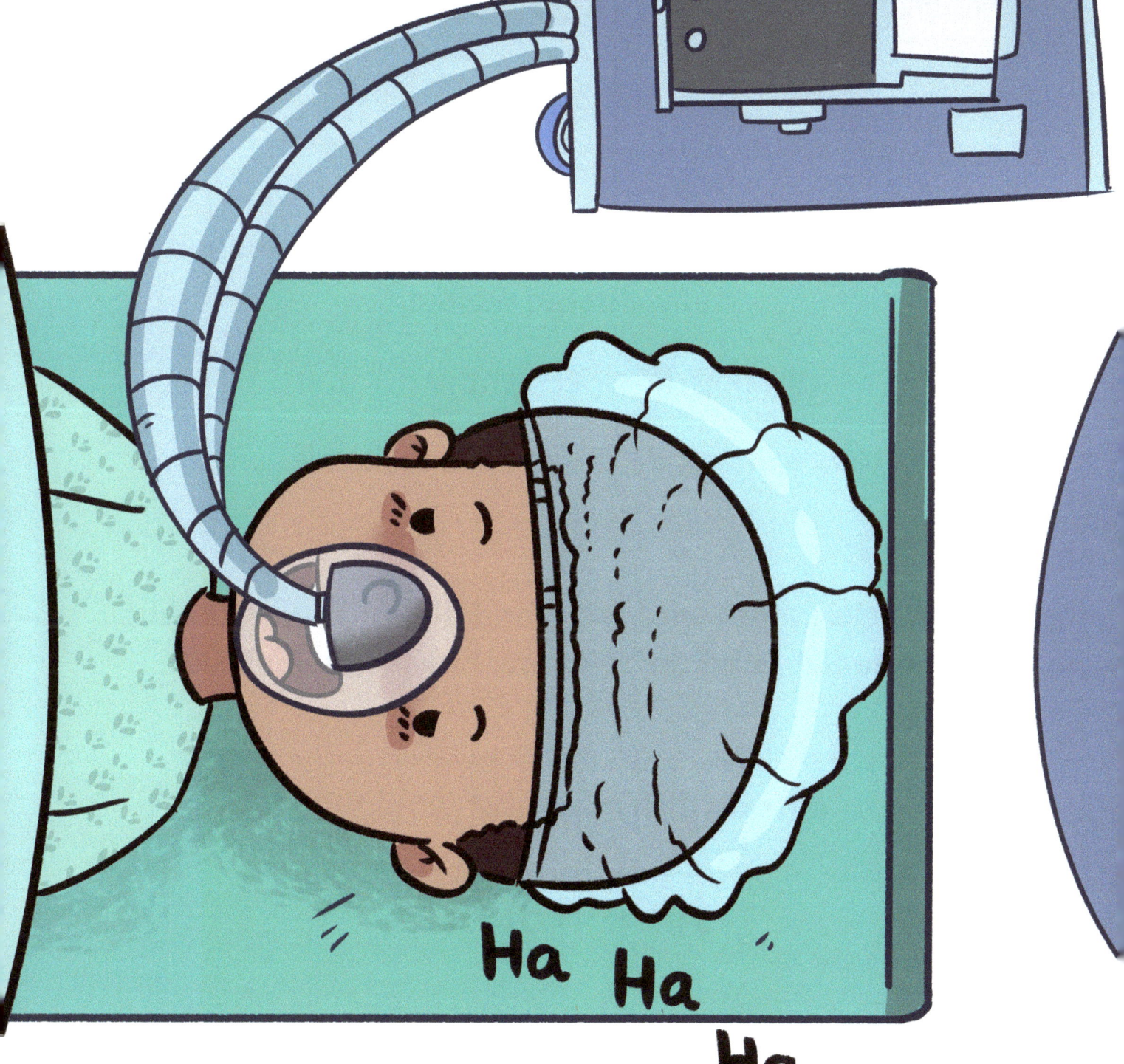

Schon bald wirst du dich langsam müde fühlen und einschlafen wollen.

Überleg dir einen schönen Traum.

Was würdest du gerne im Traum erleben?

Deine Operation wird, während du im Traumland bist, erledigt - und du bekommst nichts davon mit!

Du wirst sicher sein und man wird dafür sorgen, dass du dich möglichst wohl fühlst.

Süße Träume...

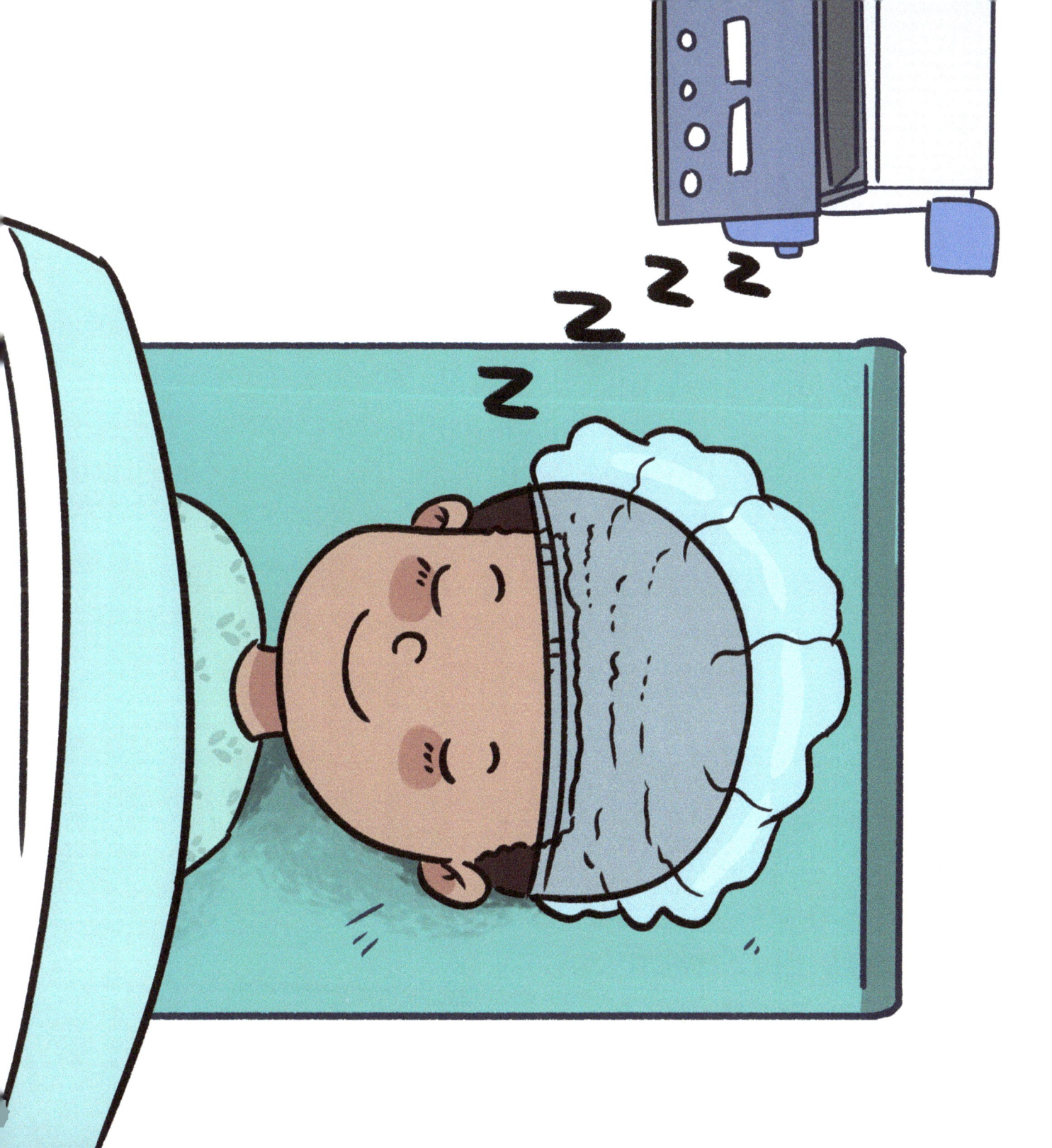

Wenn du aus dem Schlaf erwachst, wird die Operation vorbei sein - manchmal kannst du dich trotzdem unwohl fühlen.

Aber keine Sorge: du wirst ganz spezielle Medizin bekommen, mit der es dir wieder besser geht. Die Ärzte oder Krankenschwestern werden die Medikamente über einen kleinen Plastikschlauch am Arm oder Bein geben, der dir beim Schlafen gelegt wurde.

<u>Lustiger Fakt</u>: Die kleinen Plastikschläuche (auch als Zugang bezeichnet) gibt es in vielen verschiedenen Farben: Gelb, Blau, Pink, Grün, Grau, and Orange.

Welche Farbe bekommst du wohl?

Was wären andere Dinge, die dich glücklicher machen und dazu führen, dass du dich nach der Operation besser fühlst?

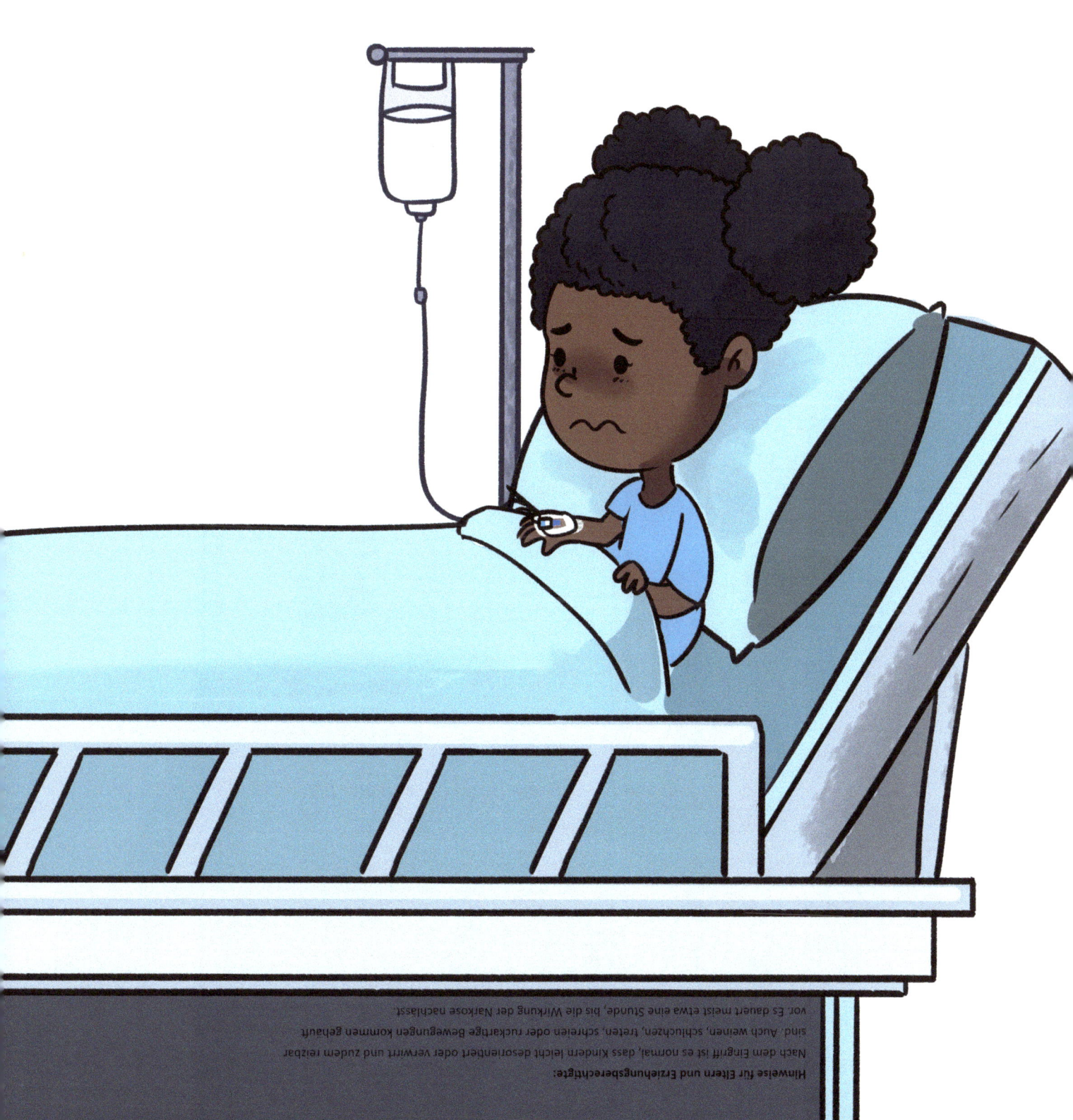

Hinweise für Eltern und Erziehungsberechtigte:
Nach dem Eingriff ist es normal, dass Kindern leicht desorientiert oder verwirrt und zudem reizbar sind. Auch weinen, schluchzen, treten, schreien oder ruckartige Bewegungen kommen gehäuft vor. Es dauert meist etwa eine Stunde, bis die Wirkung der Narkose nachlässt.

Jeder wird sehen, wie tapfer du gewesen bist.

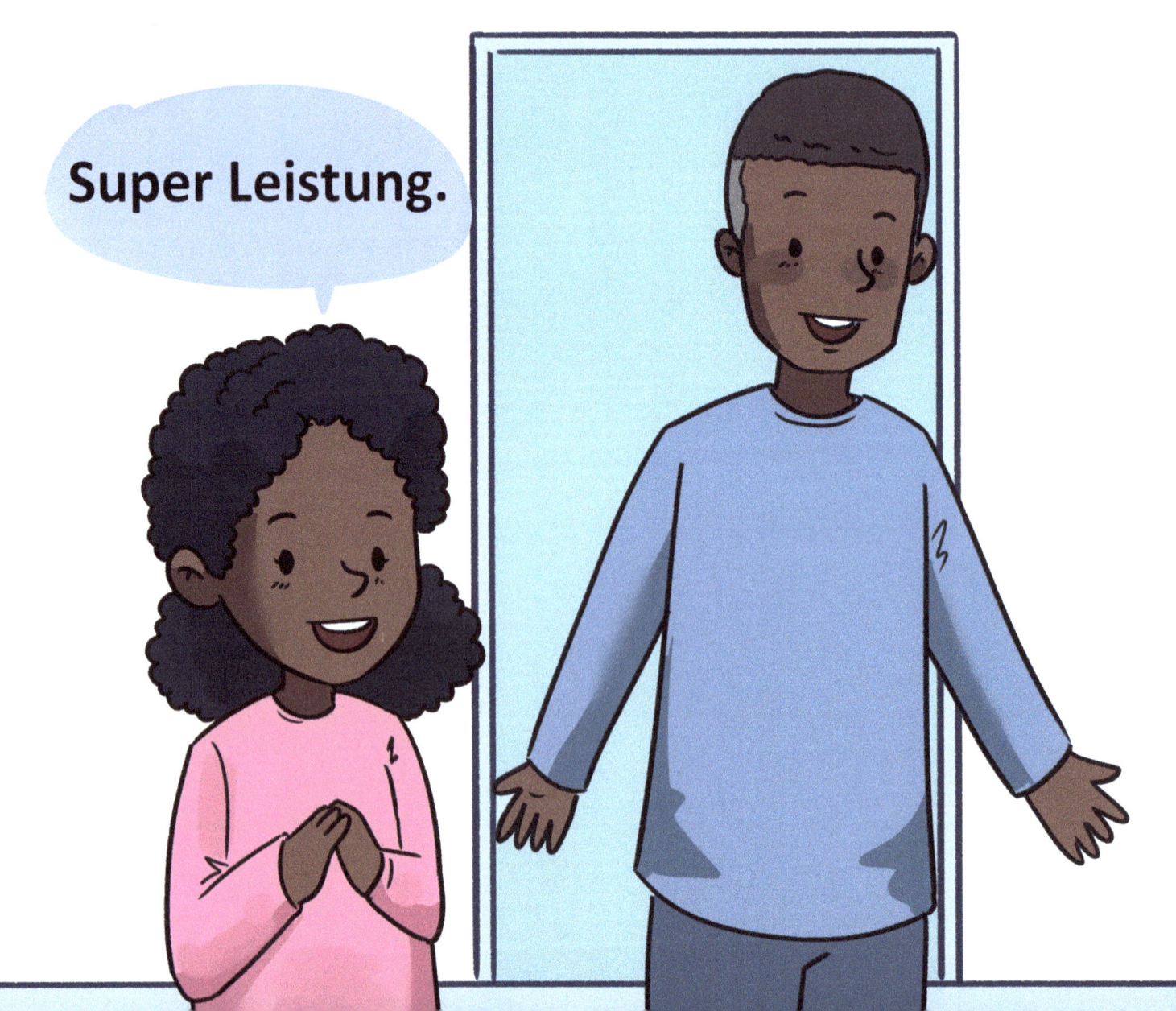

Wenn es dir gut geht, kannst du etwas Saft oder eine Kleinigkeit zum Essen bekommen.

Was willst du am liebsten nach deiner Operation essen?

Erstelle deine Liste hier:

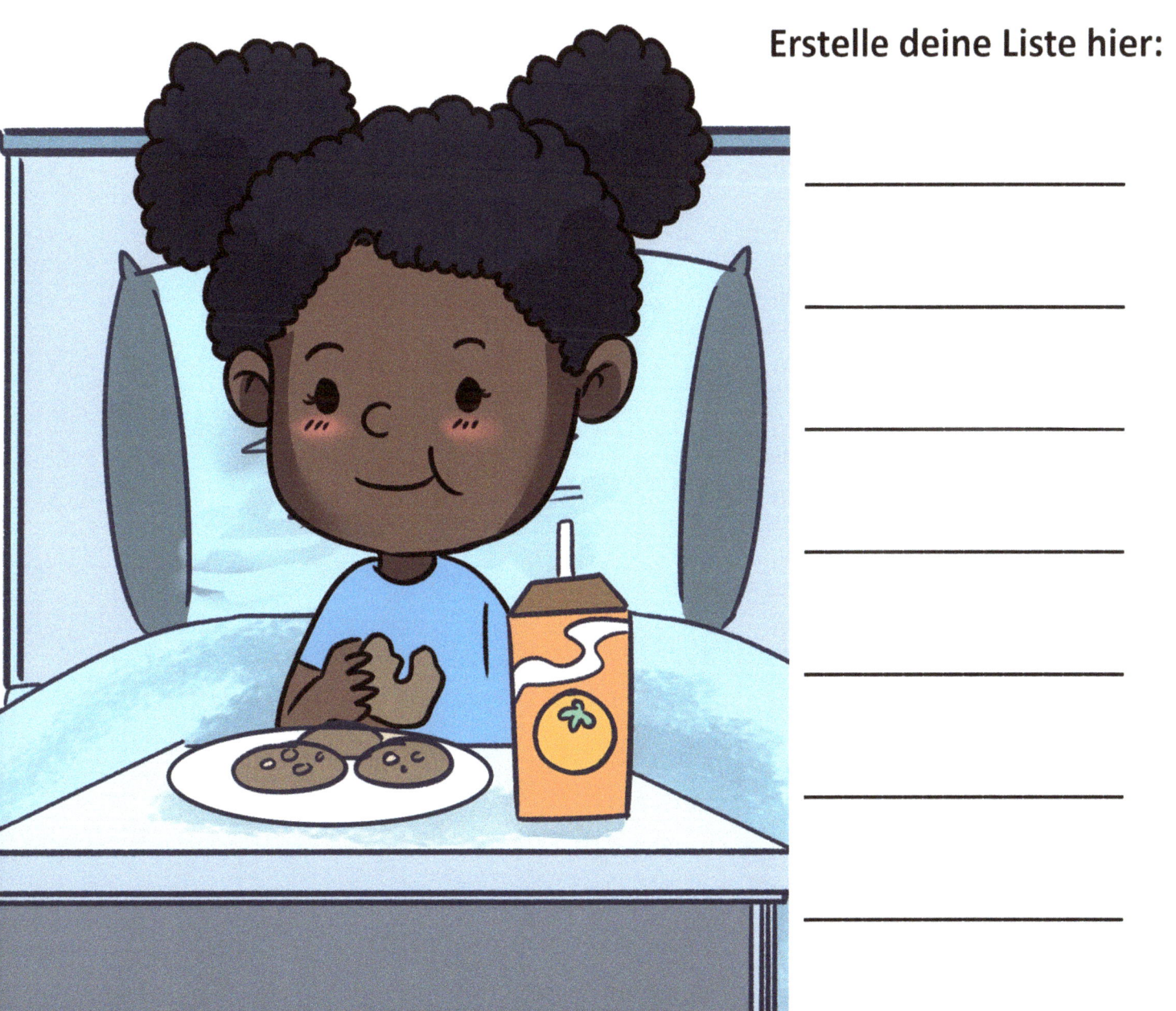

_____

_____

_____

_____

_____

_____

_____

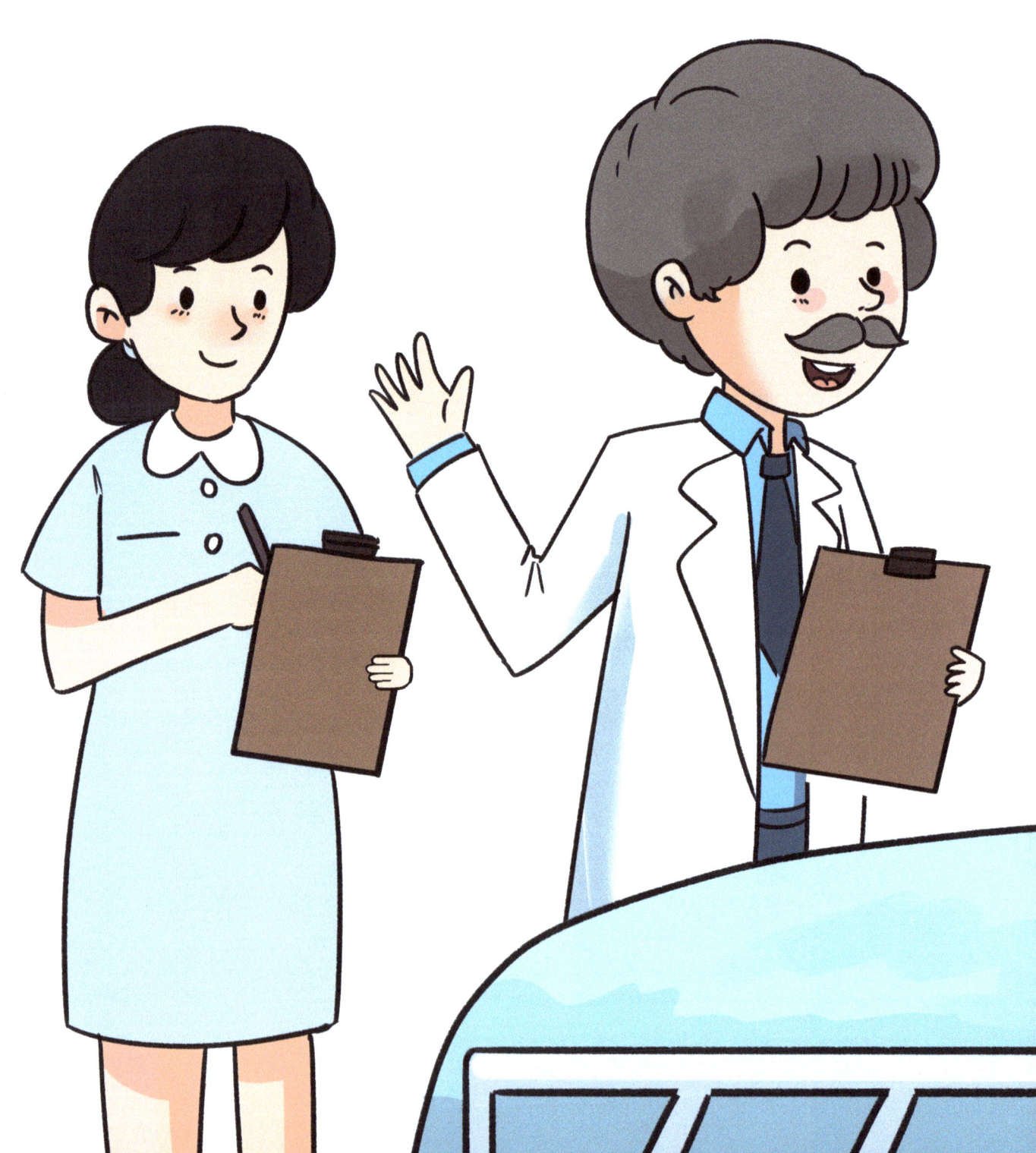

Manchmal musst du nach deiner Operation noch im Krankenhaus bleiben und dort übernachten.

Häufig können deine Eltern oder jemand anders, den du gerne hast, bei dir bleiben.

Deine Ärzte und Krankenschwestern werden dafür sorgen, dass du dich sicher und geborgen fühlst.

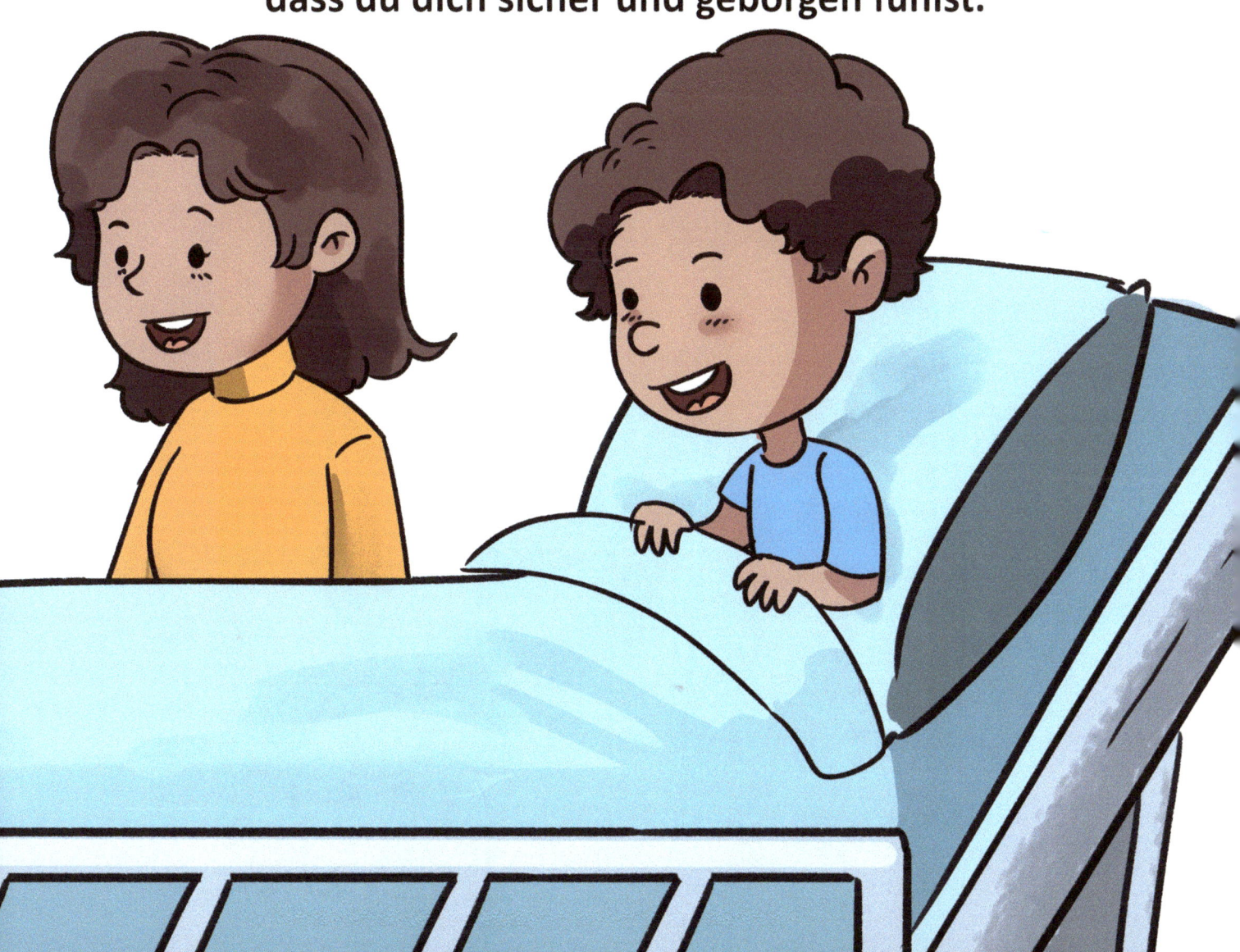

Bevor du dich versiehst, ist es schon an der Zeit, nach Hause zu gehen.

Dein Abenteuer im Krankenhaus ist fast vorbei.

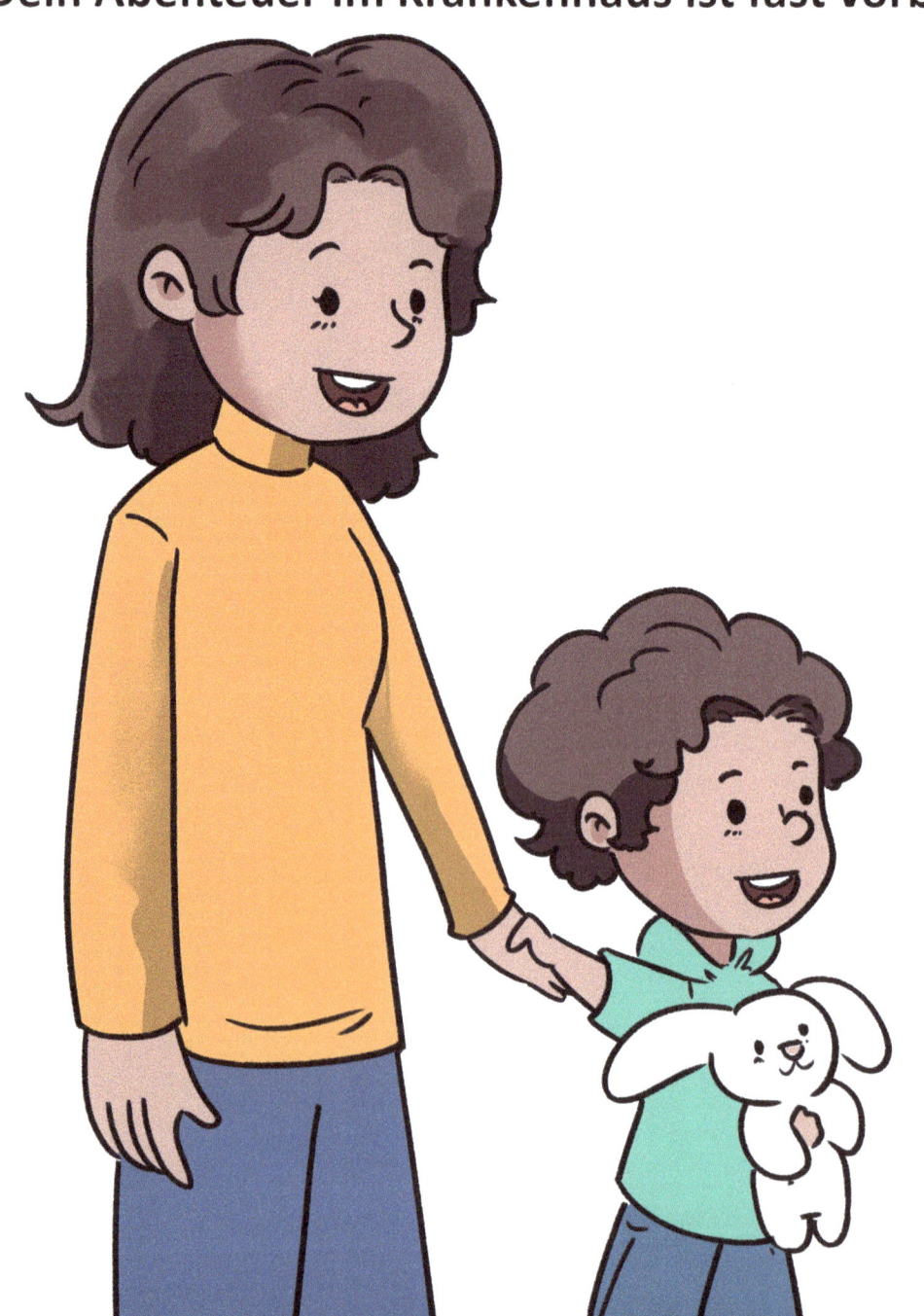

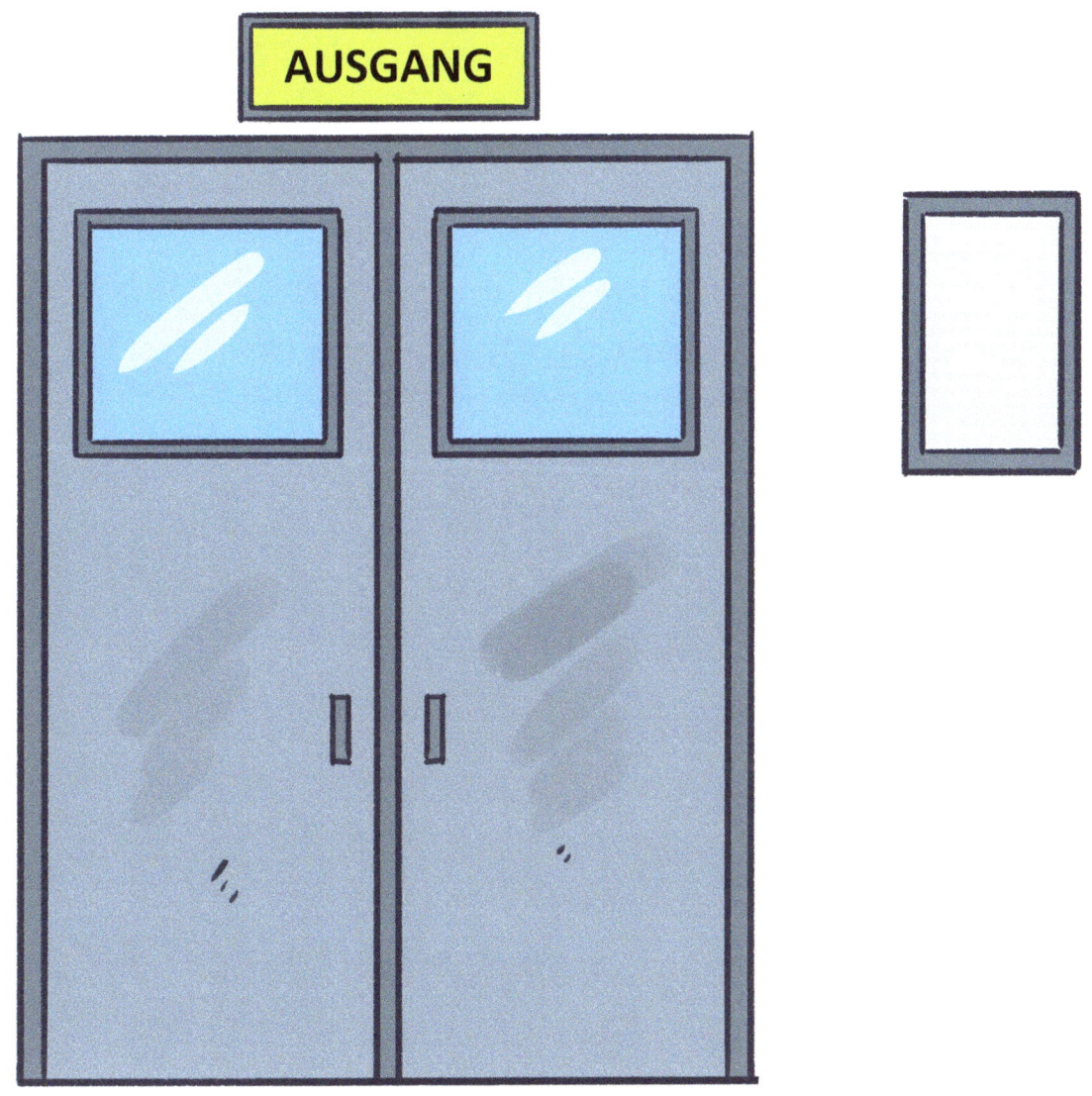

Ich hoffe, du hattest etwas Spaß dabei, alles in deiner Umgebung zu erkunden.

Jetzt kannst du all deinen Freunden erzählen, wie mutig du gewesen bist und dass du jetzt noch stärker als zuvor bist.

Was hast du vor, um das zu feiern?
Bitte mal oder schreib deine Pläne hier unten auf.

Gute Besserung!

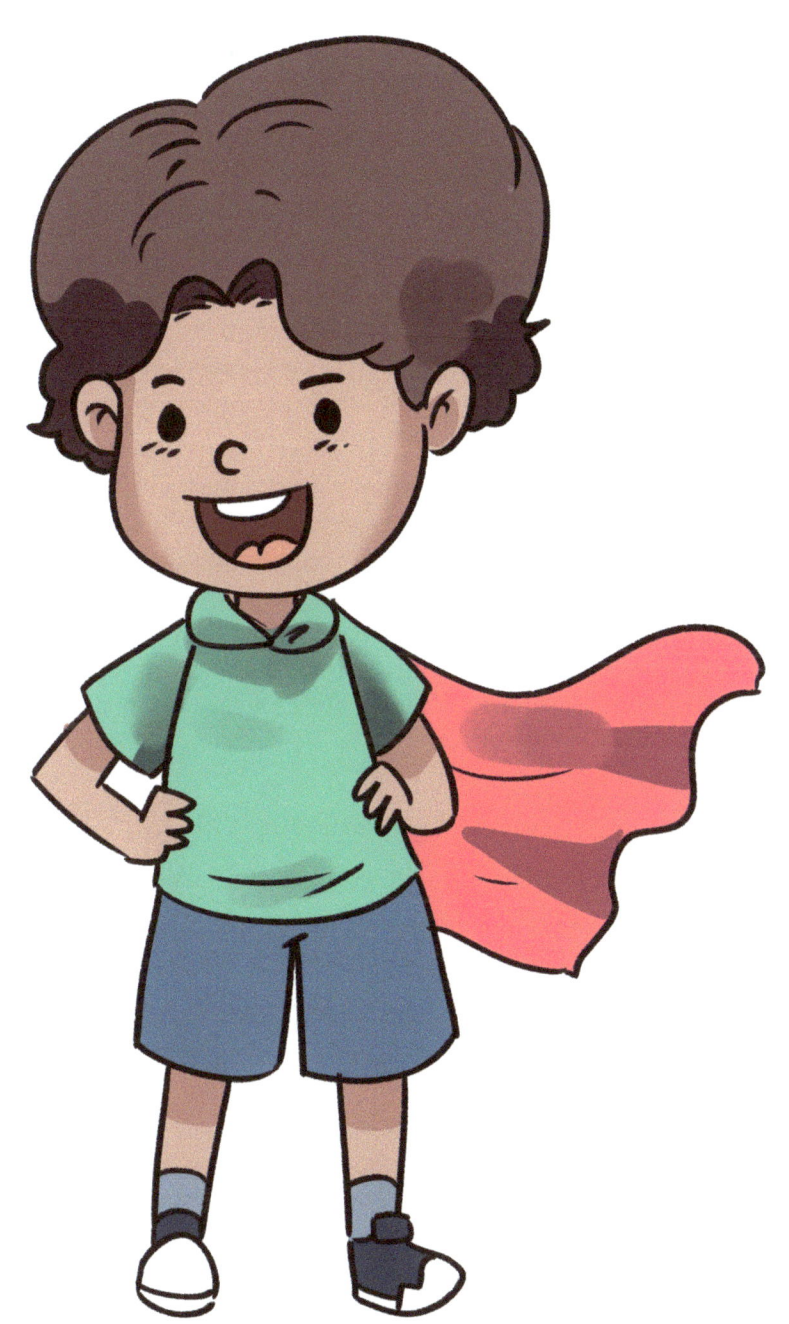

Hinweise für Eltern/Erziehungsberechtigte

Es folgte eine Liste von Nahrungsmitteln und Flüssigkeiten mit den entsprechenden Zeitabständen, die zwischen der letzten Einnahme und dem Beginn der Operation liegen sollten (nach der American Society of Anesthesiologists):

Vollständige Mahlzeiten oder fetthaltige Speisen: 8 Stunden
Säuglingsnahrung oder tierische/pflanzliche Milch: 6 Stunden
Muttermilch: 4 Stunden
Klare Flüssigkeiten: 2 Stunden

Während des Aufklärungsgesprächs wird der Anästhesist festlegen, ob hiervon abweichende Zeitabstände eingehalten werden sollten.

Bei klaren Flüssigkeiten handelt es sich um durchsichtige Flüssigkeiten. Beispiele wären Apfelsaft, Wasser oder Zuckerlösung und Pedialyte. Orangensaft ist keine klare Flüssigkeit.

Es sollte beachtet werden, dass jedes Kind unterschiedlich ist. Daher ist es wichtig, die oben genannten Empfehlungen vor dem Operationstag mit dem Arzt zu besprechen und zu bestätigen.
- Bei regelmäßiger Einnahme von Medikamenten sollte geklärt werden, wie diese vor und nach der Operation einzunehmen sind.
- Das Legen eines intravenösen Katheters/Zugangs bei jungen Kindern erfolgt meist erst, nachdem das Kind im Operations- oder Vorbereitungsraum eingeschlafen ist.
- Häufig wird vor der Operation durch den Chirurgen die Seite oder auch die Lagerung für die Operation durch Stifte vormarkiert, diese sollte vor der Operation nicht abgewaschen werden.
- Je nach Ort der Operation kann es zu sichtbaren Narben oder Wunden kommen.

Haftungsausschluss

Es sollte beachtet werden, dass die Illustrationen nicht immer maßstabsgetreu sind.

Dieses Buch wurde zu Informations-, Bildungs- und persönlichen Entwicklungszwecken verfasst und sollte nicht als Ersatz für medizinischen Rat verwendet werden.

Bei Fragen oder Problemen zur medizinischen Versorgung sollte der zuständige Arzt des Kindes kontaktiert werden. Es kann keine Garantie dafür ausgesprochen werden, dass die Erlebnisse des Kindes im Krankenhaus den beschriebenen Situationen entsprechen werden.

Die Autorin und der Verlag sind weder direkt noch indirekt verantwortlich für etwaige Schäden, finanzielle Verluste oder sonstige Probleme, die aufgrund der Informationen in diesem Buch entstehen. Durch das Lesen dieses Buches erklären sich die Leser damit einverstanden, die Autorin und den Verlag nicht für Schäden, die durch Fehler, Ungenauigkeiten oder Auslassen von Informationen in diesem Buch entstehen könnten, verantwortlich zu machen.

Es sollte beachtet werden, dass die Erfahrung des Kindes im Krankenhaus stark abhängig von örtlichen Begebenheiten, der Einrichtung, einer etwaigen Notfallsituation und auch dem zuständigen medizinischen Team abhängt.
Daher sollte dieses Buch immer in Verbindung mit Empfehlung der zuständigen (Kinder-)Ärzte verwendet werden.
Vielen Dank.

Hat dieses Buch deinem Kind bei der Operation geholfen?
Wenn ja, würde ich mich sehr freuen darüber zu hören!

www.amazon.com/gp/product-review/B0DP3KJPZP

Weitere Bücher können hier gefunden werden:

www.fzwbooks.com

Kontakt mit der Autorin

E-Mail: books@fzwbooks.com
facebook/instagram: @FZWbooks

Über die Autorin

Dr. Fei Zheng-Ward ist Anästhesistin und versteht daher die Befürchtungen, die bei Kindern und Erwachsenen um eine Operation bestehen. Ihr Ziel ist es durch medizinische Bücher den Patienten nützliche Informationen bereitzustellen, damit sie ein besseres Verständnis für die Abläufe vor, während und nach einer Operation bekommen.

Die Leserinnen und Leser sollen befähigt werden, informierte Entscheidungen zu treffen und sich so bei ihrer anstehenden Operation möglichst wohl fühlen.

Als praktizierende Ärztin möchte sie von ihren Patienten für ihre Detailgenauigkeit, ihr Engagement für eine einfühlsame und individuelle Patientenbetreuung sowie für ihre starke Präsenz in der Patientenvertretung während des perioperativen Zeitraums respektiert werden.

Sie versteht die Bedeutung des emotionalen und körperlichen Wohlbefindens im Zusammenspiel und setzt sich für die Autonomie ihrer Patienten ein.

Neben ihrer klinischen Tätigkeit engagiert sich Dr. Zheng-Ward aktiv in der medizinischen Ausbildung und trägt zu medizinischen Fachzeitschriften und staatlichen sowie nationalen Konferenzen bei.

Mehr über Dr. Fei Zheng-Ward:

- Fachärztin für Anästhesiologie (Board Certification in USA)

- Facharztausbildung in Anästhesiologie am Johns Hopkins Hospital in Baltimore, MD

- Master-Abschluss in Public Health (MPH) von der Dartmouth Medical School in Hanover, NH

Bücher von der Autorin

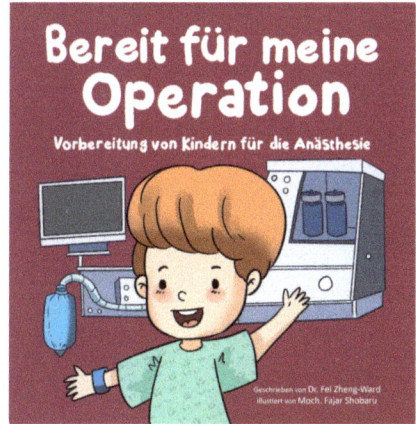
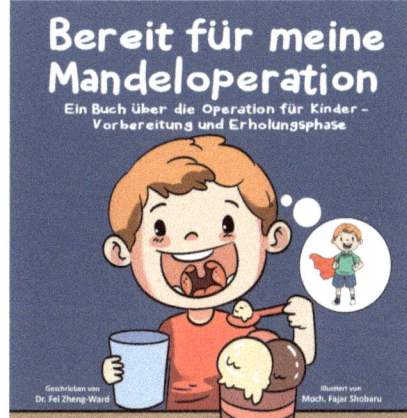
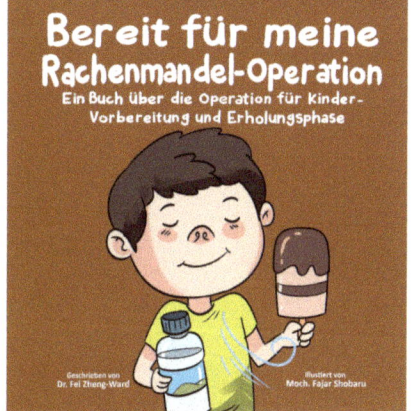
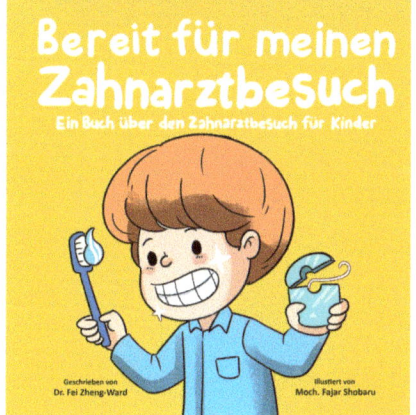
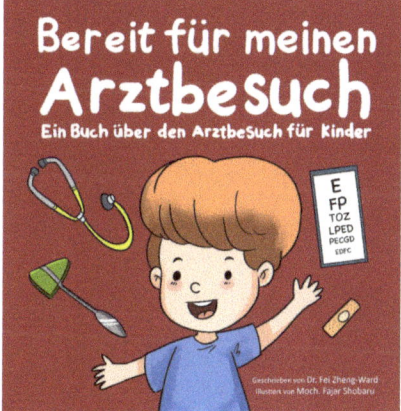
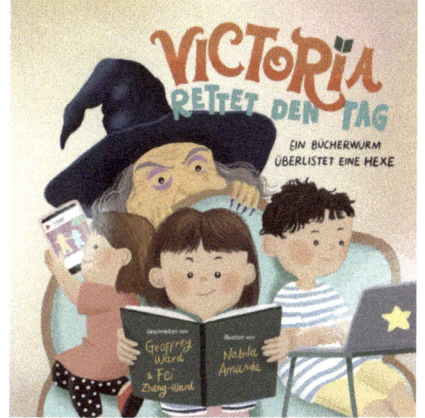

www.ingramcontent.com/pod-product-compliance
Lightning Source LLC
Chambersburg PA
CBHW042359030426
42337CB00032B/5160